令和元年9月〜令和2年10月

ナイチンゲールの『救貧覚え書』から看護と福祉の連関を見直そう！

―「ナイチンゲール看護研究会・滋賀」の学びと歩み ―

城ケ端　初子編著

(「ナイチンゲール看護研究会・滋賀」代表)

はじめに

　2020（令和2年）年は、フローレンス・ナイチンゲール（Florence Nightingale 1820-1910）の生誕200年の記念すべき年である。ナイチンゲールといえば、わが国では子どもから老人にいたるまでほとんどの人は「白衣の天使」としてよく知っている有名人である。しかし、ナイチンゲールの看護理論家として、看護管理者として、経営者としての才能や活動および統計データを駆使して環境状態を証明したり、病院建築に対する才能や活動について知る人は少ない。

　また、看護職は、病院をはじめさまざまな活動の場で仕事をしているが、看護学生の頃、看護の基本として学んだナイチンゲールの看護思想が、実践の中に生かされているとはいい難い状況もある。そして、自己の看護実践が看護であるとの確信がもてず、自信を失うということも耳にすることがある。

　そこで、私達は看護実践・看護教育の場にあって、看護とは何かを再考したいという看護職の方々の熱い思いから、2015年10月に「ナイチンゲール看護研究会・滋賀」という自主学習会を立ちあげその活動を続けてきた。（この研究会は、2019年より彦根長浜地域連携協議会と協賛、2020年から、びわ湖東北部地域連携協議会との協賛となる）

　この研究会の対象は、臨床の看護師、訪問看護ステーションの看護職、大学・看護専門学校の教員および学生で構成されている。

　活動は月1回の例会および年1回のナイチンゲール看護講演会である。

　また、研究会では、ナイチンゲールの著作である『看護覚え書』『病院覚え書』および『救貧覚え書』を用い、これまでにも学びと歩みを「ナイチンゲールの看護思想を実践に活かそう！―「ナイチンゲール看護研究会・滋賀」の学びと歩み―（サンライズ出版、2019）、「ナイチンゲール『病院覚え書』から看護の視点で病院を見直そう！―ナイチンゲール看護研究会・滋賀」の学びと歩み―（サンライズ出版、2020）、の2冊にまとめ出版してきた。その後『救貧覚え書』を教材に学びを続けてきたことをまとめたものが本書である。なお、この教材は、金井一薫氏の翻訳による『救貧覚え書』を活用させて頂いた。最後に『救貧覚え書』は論文であるため、内容を便宜上5分割し、各々を第2章から6章としてまとめた。

　本書は5部で構成されている。
　　第1部　『救貧覚え書』からの学びと課題
　　第2部　研究会例会における学び
　　第3部　ナイチンゲール看護講演会とイギリス研修報告の集い
　　第4部　研究会例会を通しての学び
　　第5部　ア・ラ・カ・ル・ト
　最後に本書の出版にあたり、ひがし印刷の大橋氏、サンライズ出版の藤本氏のご尽力を頂いた。紙面をお借りして深謝いたします。

令和3年3月
編著者を代表して
城ケ端　初子

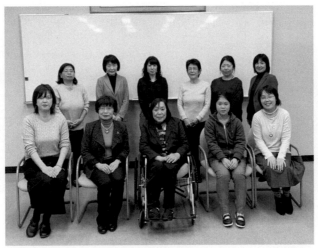

第32回　例会にて（2019年11月9日）

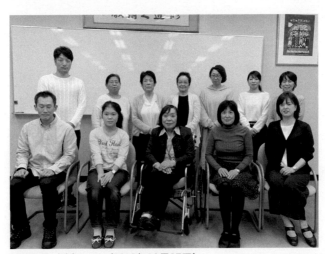

第33回　例会にて（2019年12月17日）

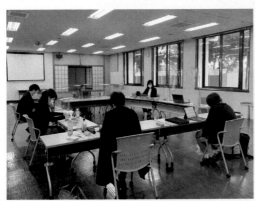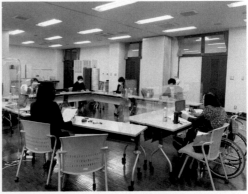

第5回ナイチンゲール看護講演会会場（コロナ禍でマスク、換気、アクリル板を使用）
（2020年10月24日聖泉大学にてZoomウェビナーによるオンライン開催）

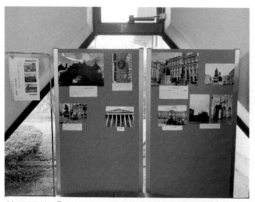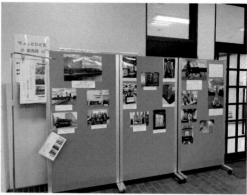

英国研修「ナイチンゲールの軌跡を訪ねて」写真展
（2020年10月下旬〜11月下旬　聖泉大学ラウンジにて開催）

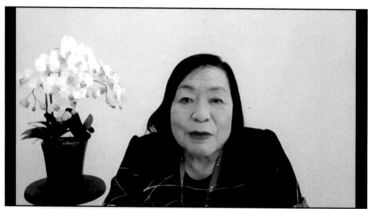

院内教育への特別講演「看護理論と実践」DVD作成
（2020年11月近江八幡市立総合医療センター院内教育用）

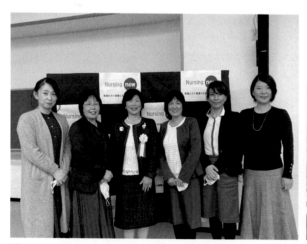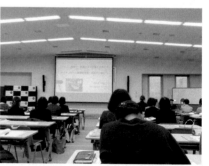

記念シンポジウム「三方よし精神で　看護の力で滋賀を元気に！」
（2020年12月9日　滋賀県看護協会にて）

目　次

第 **1** 部

『救貧覚え書』からの
学びと課題

1．イギリスの救貧法から日本の社会保障を考える

桶河　華代

1）イギリスの救貧法

　社会保障制度は、16世紀のイングランドにその起源を持つとされる。当初の制度は、教区を単位とし、その財源に救貧税という税を徴収して運営されていた。その後、産業の発達とともに農村部から都市部への人口の流出が起こり、都市部には多くの貧困層が生まれる。そのため、これまで地域を単位とした政策では、貧困層を救済することには限界があり、救済法の在り方が地域から国へと大きく変化する必要性を生んだ。大きな転換期となったのは、イギリスの産業革命である。

　これまでの救貧法においては、富裕層や権力者による貧民の救済は当然のことであると考えられてきた。しかし、貧困が社会的問題となってきた頃から福祉に対する国民の考え方に変化が現れる。当時のイギリスにおける社会的自由主義の風潮は、当時の長時間労働や低賃金、不安定就労や疾病、加齢による就労困難に対する保障制度の創設を促すこととなった。このように、当初、貧困層を救済するという目的から生まれた救貧法は、経済や産業の発展とともにその形を変えてきた。

2）慈善組織協会（COS）の発足

　ナイチンゲールが『救貧覚え書』を書いたのは1869年であり、その年に慈善組織協会（以下COSという）が創設された。イギリスでは協会を中心に救貧活動が行われていたが徐々に専門的な救援活動家が登場し、特にロンドンを中心に1861年には640近い団体が活動を行うようになった。それらの団体を統一、整備するために専門的な組織が必要となりCOSが設立されたのである。COSは道徳的貧困観に基づき、「救済の価値のある貧民」と「救済の価値のない貧民」に分けて、救済の価値のある貧民を救済し、救済の価値のない貧民は救貧法で救済したのである。このCOSで行った個別訪問が、いまでいうケースワークに発展していったと言われている。

3）『救貧覚え書』でのナイチンゲールの主張

　ナイチンゲールは、『救貧覚え書』のなかで、なぜ貧困層が増えるのか、どうすることが根本的に貧民を救うことができるのか、具体的な思考として以下のことを述べている。

　まず、「われわれが第一にすべきことは、病人（働く能力のない人）に、彼らが治療や世話を受けられる場所を提供して、彼ら全員を救貧院からそこへ移すことである。これについてはかなりの規模で行われつつあるし、また実施されようとしていることでもある」[1]。

　「その次になすべきことは、飢餓状態にある人々に、彼らが自活していけるように、その方法を教えることであり、飢餓状態にあるという理由で、決してこうした人たちを罰することではない」[2]

とある。自活していけるようにする方法とは「reading」「writing」「arithmetic」の3文字に共通する3つの“R”を示し、つまりは、「読み」「書き」「計算」という教育の基本的要素のことである。

　この他にも、「この労働力とその働き口とのバランスを回復させることは、救貧法の改善にとっては本来の方策の1つであったはずである」[3]と述べている。当時、ナイチンゲールは具体的に職業紹介所のようなものがなかったことから、労働力と需要、あるいは労働力と労働手段を結び付ける機関の存在の必要性を主張している。これらの主張は、現在の日本の社会保障、社会福祉へとつながっている。

4）イギリスと日本の識字率

　ユネスコでは、識字を「日常生活で用いられる簡単で短い文章を理解して読み書きできる状態」と定義している。産業革命期イングランドの識字率と労働者階級教育態様を表す中で、識字率の下向の要因について3つが述べられている[4]。1790年代には労働者階級の子どもたちの労働習慣に決定的ともいうべき変化が生じたことを指摘する。第一に手織布工は賃金の低下の結果、子どもたちを学校へ通わせることができなかった事実である。第二に蒸気力ミュールの導入は糸つむぎ工、清掃工として幼い子どもたちを大量に工場へ流入させる結果となった。工場は賃金生産労働を遂行する年齢を、織布を開始する通常年齢である11、12歳から8、9歳に引き下げたことで、成熟する知性のこれらの年代の間、学校へ出席する可能性を奪ったともいわれる。第三は家族の絆の崩壊である。工場制度のもとでは、親と子どもはちがった場所で働いていたという事実は、親の管理のもとでの訓練を排除し、家族の絆の崩壊へと導くことにつながった。その結果として子どもたちはしばしば家を捨て、年少放浪問題となったという。

　そこで、各国のデータ[5]とともに、特に現代社会の基礎を作った存在であるイングランドの識字研究がある。そのデータではイギリスの識字率は1550年の16%から1650年には50%程度になったとある。その後、1820年まではほぼ横ばい、1870年では一気に76%、18世紀中頃では男性は60%程度、女性は30%超となっている。一方で、日本人の識字率についての古い統計は存在しないが、江戸時代幕末期にはすでに世界一だったといわれている。武士はほぼ100%読み書きができていたし、庶民層でも男子50%前後、読み書きができたという。しかも、幕末期の就学率は80%程度といわれる。武士の子どもだけでなく一般庶民の子どもも「読み、書き、そろばん」を学んでいた。義務教育ではなく自主的に運営された寺子屋に庶民の子どもが、こぞって修学していたというほど、日本人の教育熱心さが伺える。

5）日本の社会保障のはじまり──恤救（じゅっきゅう）規則──

　日本の社会保障は、1874年（明治7年）の恤救規則という貧困問題への政策から始まる。恤救規則は、障がい、傷病、加齢などによって自力で生活することが困難となった者（児童も含む）で、かつ扶助者がいない者に対して米代金を支給するものであったが、逆に、自力で生活できる貧民は救貧対象外とされた。また、この規則には治安や公的な取り締まり対策といった側面が強く、実際に救済を受けた者は少ない。

　その一方で、1916年に工場法が施行され、労災に対する一時金制度が設けられる。さらに1929年の改正で15歳未満と女子の深夜業が完全に禁止されるなど、労働者保護に対する法的な措置が確立した。1922年以降の工業化の進展にともない労働者が増加すると、貧困が社会問題化し始め、同年に低賃金労働者を対象とする健康保険法が成立した。しかし、給付金が支給されるのは被保険者本人のみで、給付対象に業務上の傷病を含むことや給付期間を設けるなど具体的なものとなっていた。

6）戦後の社会福祉制度と現在に至る問題点

　第二次大戦後、日本における社会保障は、イギリス型に近い福祉国家を目指すことになる。1961年の国民皆保険や皆年金制度にはじまる日本の社会保障制度は、当初、国民の関心は低く、重要視されるようになったのは1970年代の高度経済成長が終わり、貧困をなくすことを目的とする制度としての機能を前提とした時代からであった。経済大国から生活大国への変遷がうたわれた1970年代から80年代にかけて、福祉政策の充実が追求されるようになる。具体的には、老人医療費無料化や年金の物価スライド制の導入などが行われた。また、1985年の年金改正による基礎年金の創設、1989年には高齢化社会に対応するためのゴールドプランの制定など、将来の少子高齢化社会に向けた様々な政策が作り出された。

　しかし、こうした社会福祉制度のなか、現代に至る問題点として2つのことが挙げられる[6]。第一に、恒久的な経済成長を前提としていることであり、日本の社会保障制度が創設されたのが高度経済成長期であり、まだ国民の関心が薄く、現在のような急速な少子高齢化についても深く危惧していなかったことである。第二に、職業等によって保障される制度がばらばらで整合性がないために格差が生じていることである。職業や雇用状況において、保険料の負担や給付額に格差が生じることで安定した財源の確保が不可能となり、制度の持続可能性を崩壊させることになる。また、無年金者増加による生活保護費の増加も考えられる。

7）イギリスの救貧法から日本の社会福祉を考える

　日本の社会保障制度も、イギリスなどの諸外国同様、経済発展や産業の変化によって、その場の状況に応じて制度化されたものであり、貧困が自己責任ではないとする考え方である。注目するのは、「最低限の生活ができるだけの保障を与えるべきである」という点であり、公的財源、つまり

税による財源確保が必要である。そして、このような国民生活の保障制度には、国家による責任と安定財源が必要不可欠である。

当時のナイチンゲールが提唱する3R（「reading」「writing」「arithmetic」）つまりは、「読み」「書き」「計算」という教育の基本的要素が、自立には必要であることである。「読み」「書き」「計算」ができることは、仕事に就くチャンスが多くなり、対価が得られ、税金を払うことで、極貧困層を救うことができる循環を示している。現在、イギリスと日本の識字率は98％であり、仕事を保証することで健康保険による健康の保持増進、年金による将来への貯えが得られることにつながっている。

救貧法において制度の維持機能を効果的に発揮するために、その財源として税が活用されていたことからも分かるように、多くの貧困層を救済するためには、税を利用することが最も有効な手段である。しかし、産業や経済の発展とともに保障範囲も拡大し、当初の概念とシステムでは、労働者をはじめとする国民の生活を保障することはできなくなっていった。つまり、より大きな財源とそれを運営する強制力を持った組織体でなければ、国民全体が広範で複雑化した保障を享受することはできないのである。

私たちは、現在、あたりまえのように教育を受けて読み書きができ、携帯電話やインターネットからの多くの情報が得られる時代である。今日の日本では、急速な少子高齢化をもたらし、医療費の高騰や年金制度の在り方にどう対応していくのかが問われている。『救貧覚え書』を学ぶことで、時代背景を知り、今後起こりうる問題を国民全体で考えていくきっかけにしていく必要があるのではないか。ナイチンゲール看護思想は、当時から社会福祉を視野に入れて看護することを教えてくれている。私たち看護職は、専門職として、今後もナイチンゲールの著作から、多くのことを学び、時代にあった看護を提供することが望まれている。

文献

1）Florence Nightingale. 金井一薫訳：ケアの原形論　救貧覚え書　現代社　1869/1998　p240

2）前掲書1）p240

3）前掲書1）p255

4）上野耕三郎：産業革命期イングランドの識字率と労働者階級教育態様　人文研究第71輯　昭和59年度文部省科学研究費奨励研究（A）

5）各国の世界がどのように発展していったか等々をあつめている「Our World in Data」の識字の項目（http://ourworldindata.org/data/education-knowledge/literacy/）http://ourworldindata.org/data/education-knowledge/literacy/）.

6）野副常治：社会保障制度の理念と歴史　大学院研究論集 第2号

2．当時のイギリスの労働者の生活状況と必要な支援

水主　千鶴子

　私は、当時のイギリスの労働者の生活状況を知るために安保則夫著『イギリス労働者の貧困と救済──救貧法と工場法』を読んだ。この書物によると、1883年にロンドン組合協会同盟（London Congregational Union）が、『ロンドンの見捨てられた人びとの悲痛な叫び─零落貧民の状態に関する調査』（The Bitter cry of Outcast London: An Inquiry into the Condition of the Abject Poor）と題するパンフレットを出版したことが書かれている。パンフレットでは、スラム街のことを「何万人もの人々がひしめき合って住んでいる悪疫の温床たる貧民窟」[1]と表現して、悲惨な境遇におかれた貧しい人々の生活状態を描いている。多くの一般商業新聞がこのパンフレットを取り上げて紹介したことから、パンフレットは飛ぶように売れたという。そのため「ロンドンの見捨てられた人びとの悲痛な叫び」は全国の読者に届き、イギリス国民の貧困問題に対する認識を大きく変化させた[2]。

　私は、このパンフレットに記述されている貧民の生活状態から、ロンドンの見捨てられた人びとはどのような叫びをあげていたのかを推察し、その叫びに対してどのような支援が必要かをフローレンス・ナイチンゲールFlorence Nightingale著の『看護覚え書Note on Nursing: What It is, What It is not』と『ナイチンゲール著作集』を紐解きながら考察することとした。

1）病人や褥婦を放置しないでほしい

　「ある家では男が天然痘にかかって寝ており、妻は 8 回目のお産から回復したばかりである」という事例をあげている[3]。イギリスの当時の人びとは医学的知識が全く無く、病気になったら医師に任せるほかはないと考えていた。そのため病人にどういう世話をすればよいのか一般の人はほとんど理解していなかった。ナイチンゲールは、「看護とは、新鮮な空気、陽光、暖かさ、清潔さ、静かさなどを適切に整え、これらを活かして用いること、また食事内容を適切に選択し適切に与えること─こういったことのすべてを、患者の生命力の消耗を最小にするように整えることを意味すべきである」と述べている[4]。まずは部屋の中に新鮮な空気と太陽の光を取り入れ、身体を清潔にしてから保温して、食事を与えることが必要である。

　看護の対象としては、天然痘に罹患した夫だけでなく、 8 回目の分娩を終えた妻も含まれる。ナイチンゲールは、「産前産後の女性は、食事、新鮮な空気、明るい気分が大事であり、不潔な羽毛ベッドに臥床することにより血液が毒される危険がある」[5]と述べている。妻に対しても食事、新鮮な空気、清潔なベッドが必要である。

2）感染対策をしてほしい

　ナイチンゲールは『看護覚え書』のなかで「天然痘ほど感染しやすい、つまり伝染性が強いと考えられていた病気はない」[6]と述べている。当時の伝染病病院では不潔で狭くて換気もされない部屋にぎっしりと患者が詰め込まれていた。ナイチンゲールは、「患者に絶えず注意を注ぎながら清潔を保ち、開け放した窓から新鮮な空気を取り入れることが唯一の感染の防御策である」[7]述べている。さらに、ナイチンゲールは、「思慮深く情を込めて患者を管理することこそが、感染に対する最良の防衛手段なのである」[8]と述べている。看護として、部屋を清潔にして換気を十分に行いながら思慮深く愛情をこめて患者を世話していくことが必要である。

3）子どもの命を守ってほしい

　「ある家では、子どもたちが半裸の汚い身なりをして走り回っており、地下の台所には7人家族が住んでおり、同じ部屋に死んだ幼子が横たえられている」という事例をあげている[9]。

　ナイチンゲールは、「この文明国である英国で7人に1人の割合で赤ん坊が1歳にならないうちに死んでいることを知っているだろうか、ロンドンでは5歳になるまでに5人に2人までが死亡している」[10]と述べている。子どもの死亡率が非常に高い原因として、ナイチンゲールは、「清潔への取り組みが不充分なこと、換気の不足、食事や衣服についての不注意など」[11]をあげている。家庭においては清潔の取り組みを十分に行い、換気や食事、衣服に注意を向けていくことが必要である。

　また、ナイチンゲールは、「女性たちの健康上の知識が非常に不足している」と述べている[12]。その当時のあらゆる階級の家庭の母親たちや女教師、子どもたちの乳母も子どもたちに健康な生活をもたらす方法を学ぶことを教えられていなかった。そのためナイチンゲールは地域看護師の養成が必要であると述べている[13]。

4）清浄な空気を吸いたい

　スラム街の平均的な部屋の大きさは、8フィート平方（1フィート＝約30.5cm）であり、どの部屋にも2家族が住んでおり人員過剰で過密な状態になっている。部屋の住民たちは悪臭に息を詰まらせながらもめったに窓を開けない。窓を開けない理由として、「窓を開けることができても部屋の中に毒気が少ない新鮮な空気が入ってくるか疑問だからである」[14]と述べている。つまり、袋小路には汚水とごみのたまり場から発生する有毒の悪臭が充満していたからである。ナイチンゲールは、「換気に配慮しているという場所においてもその空気がどこから流れ込んでくるかにまで気を配っている人はめったにいない」[15]と述べている。残念なことにロンドンのスラム街では悪臭が充満していたため住民は窓を開けて換気することはできず清浄な空気を吸うことはできなかった。

5）食事がほしい

　「不潔な屋根裏部屋のあるところでは、壊れた椅子が1脚とつぶれたソースパンとぼろ着が少しあるだけで部屋の真ん中の汚い寝床の上には、4歳の幼い女の子がほったらかしにされたままぼろ着をまとい、はだしで座っている」という事例をあげている[16]。ナイチンゲールは、「毎年何千人という患者が、食物が豊富にありながら、いわば餓死させられている」[17]と述べている。ロンドンのスラム街で暮らす家族は長時間働いても十分な食料を得ることができず、空腹になっても耐えるしかなかった。

6）清潔なベッドがほしい

　「ベッドといっても汚れたぼろきれや、削りくずや藁を積んだだけで、大部分は不潔な板の上にこれらの粗末なものをごっちゃにかき集めたものにすぎない」と部屋にベッドがある事例を述べている[18]。ナイチンゲールは、「ベッドをいつも湿気たっぷりのまま放置し、その結果ベッドを、ただでさえ身体の弱っている患者に、自分の身体から出た排泄物をくり返し再吸収させるための装置に仕立てあげるようなことは、絶対にあってはならない」[19]とし、「鉄製で重層スプリング付きのベッド枠が絶対に必要である」[20]と述べている。ロンドンのスラム街では、多くの病人が陽光のあたらない地下の一室にある不潔な板の上に横たわっており、鉄製の重層スプリング付きのベッド枠の購入はできなかった。

7）からだを清潔にしてほしい

　ナイチンゲールは、「病人の身体を不潔なままに放置したり、あるいは病人に汗やその他の排泄物が浸み込んだ衣服を着せたままにしておくことは、健康をもたらす自然の過程を妨げて患者に害を加えることになる」[21]と述べ、「皮膚をていねいに洗ってもらい、すっかり拭ってもらったあとの病人が、解放感とやすらぎに満たされている様子は、病床ではよく見かける日常の光景である」[22]と述べている。からだを清潔にするために清浄な水が必要であるが、国内の多数の地区ではいまだに不潔な井戸水が家庭用水として使われていた[23]ため、不潔な水でからだを拭くしかなかった。

　以上、ロンドンの見捨てられた人びとの叫びを推察して、どのような支援が必要かを考えてみた。ナイチンゲールは、「住居の健康を守るためには、つぎの五つの基本的な要点がある。1清浄な空気、2清浄な水、3効果的な排水、4清潔、5陽光　これらのどれを欠いても住居が健康的であるはずがない」[24]と述べている。これらの要素が備わった住居で生活できるように支援していくことが最も必要であることがわかった。

文献

1）安保則夫：イギリス労働者の貧困と救済　明石書房 2005　p265

2）前掲書 1）p262

3）前掲書 1）p265

4）フローレンス・ナイチンゲール　湯槇ますほか訳：看護覚え書　改訳第 7 版　現代社 2015　p15

5）フローレンス・ナイチンゲール　湯槇ます監修　薄井坦子ほか訳：ナイチンゲール著作集　第 2 巻　現代社 2006　p150

6）前掲書 4）p60

7）前掲書 4）p61

8）前掲書 4）P61

9）前掲書 1）p265

10）前掲書 1）p16〜17

11）前掲書 1）p17

12）フローレンス・ナイチンゲール 湯槇ます監修 薄井坦子ほか訳：ナイチンゲール著作集第 1 巻　現代社 2007　p153

13）前掲書 5）p145

14）前掲書 1）p266

15）前掲書 4）p21

16）前掲書 1）p269

17）前掲書 4）p112

18）前掲書 1）p266

19）前掲書 4）p137

20）前掲書 4）p137

21）前掲書 4）p159

22）前掲書 4）p159

23）城ケ端初子：ナイチンゲール讃歌　サイオ出版 2015　p12

24）前掲書 4）p43

3. 『救貧覚え書』からの学びと私の課題

城ケ端　初子

はじめに

　ナイチンゲールの覚え書の中でも『看護覚え書』と『病院覚え書』はこれまでに、読み活用する機会はかなりあった。まず、看護学生時代に『看護覚え書』に出合った。看護の基本となる重要な書籍であることは、教師の説明からわかったものの、その活用は十分とはいえなかった。しかし、「看護とは、新鮮な空気や陽光、暖かさや清潔さや静かさを適正に保ち、食事を適切に選び管理する——すなわち、患者にとっての生命力の消耗が最少になるようにして、これらすべてを適切に行うことである」[1] ということと、病気とは「その経過のここかしこで程度の差こそあれ、修復の作用過程なのであり、必ずしも苦痛が伴うとは限らないのである」[2] ことを知ったのは、驚きであった。そして、卒業後、臨床にあってどんな病気も修復過程にあるということは、がん末期の患者を受け持った時、そのケアは、看護とは何かが手がかりになって、看護の展開ができた。

　その後は、「ナイチンゲール看護研究会」の活動を通して、仲間たちと看護についての学びを深めることにつながっていった。

　『病院覚え書』は、臨床で仕事をしていた時に、勤務病院の建設に立ち会ったことで、病院建築はどうあらねばならないかを深く考えさせられる事柄が起こった。望ましい病院建築について、深く学ばせられた折に活用したのであった。

　しかし、『救貧覚え書』は、長い看護師・看護教員としての生活の中で、読む機会がないままに過ぎていた。このようなことで『救貧覚え書』を研究会で、仲間といっしょに読み、討論したのは今回が初めてであった。そこで『看護覚え書』と『病院覚え書』をもとにして学んだ『救貧覚え書』からの学んだものをあげてみたい。

1）援助とは何か？

　ナイチンゲールの文章構成の特徴は、最初に最も言いたいことをあげ、その後に具体的な例や状況を示している点にあると思う。『救貧覚え書』も論文の冒頭に述べていることが重要であり、まず、そこから学び始めた。論文の始まりの部分では援助について以下のように述べている。

（1）ナイチンゲールの援助の視点からの学び

　まず、援助とは何かを改めて考えたことである。

　ナイチンゲールは『救貧覚え書』という論文を執筆したのは、『看護覚え書』の出版から10年後のことであった。当時のイギリスは、急増する貧民に対する救済行政の行き詰まりの状態で、貧し

い人々や救貧院では、悲惨な生活を強いられていた。ナイチンゲールは、この悲惨な状況の中で『救貧覚え書』の冒頭に現状から問題提起している。すなわち、次のようにである。

　　「我が国の首都ロンドンでは、毎年700万ポンド（現在１ポンドは140円）にのぼる金額が、救貧院および慈善事業に費やされている。しかし、その結果はどうだろうか。救済の対象である貧民は、直接的にも間接的にも、増大しているのである。ロンドンの貧民は、過去10年間で２倍にも膨れあがっている」[3]。

　この部分を読んだだけで、いかに現状は厳しい状況であったかが伺える。当時救貧院や慈善事業に、年間700万ポンドの金額を使っているにもかかわらず貧民は増加するばかりで、ほとんど成果をあげ得ていないというのである。700万ポンドといえば現在の額で考えてみても、１ポンドが約140円なので、９億800万円である。国の財政にとっても多額であることが伺い知ることができる。

　さらに、ナイチンゲールは、続けて次のように述べる。
　　「この状況はあまりにも切迫した事態なので、救貧法を制定した当局や、慈善事業、博愛主義者それに政治救済学者でさえも、事態がどのような方向に向かっているかということを熟視することになしには、出費することも、出費を是認することも、あるいは出費を拒否することすらもできないのである」[4]。

　救貧行政や慈善事業を行なう側のどんな立場の人も、事態はどの方向に向かっているのかもわからず、この事業に対する費用をどうすれば良いかさえもわからない状況であるというのである。まるで、羅針盤を失った船のように海をあてもなく放浪する形に似ている。ナイチンゲールはこの現状を見て、改善にむけて何とかしなければならないと考えたことが伺える。そして、慈善事業に当って考えなければならないこととして次のように述べている。

　　「慈善事業に当って考えなければならない第一のことは、何であろうか。それは、われわれは神とも、また、他のあらゆる同胞とも同じ絆で結ばれているということである。それゆえに、劣悪な老女やうす汚い子ども達に対して、虐待したり、無視したりする（これは虐待という行為のうちでももっとも悪い）ことは、全能の神に対する一種の反逆である。神を愛することは、人々を愛することと同じである。しかし、人々を貧困状態に陥れるようなことがあれば、それは神を愛していないことにも、また、人々を愛していることにもならない」[5]。
　貧民も含めてすべての人間は、誰でも同じ絆で結ばれていること、つまり、人間は皆、平等であることを強調し、老女や子どもに対する虐待、無視することは、人間としての道に背くことであり、

神への反逆でもあると述べている。ナイチンゲールの人間観が見えてくる思いである。というのも当時のイギリスの貧民に対する社会一般の目は、厳しいものがあった。人間として認められていなかったともいえるのではないか？貧困や飢餓は、その人個人が原因で起きていることなので、放っておけば良いといった風潮であったのである。

　そして、では、どのような支援をしていけばよいのかについて、ナイチンゲールは援助論を展開していく。少し長いが引用したい。

　　「手足を動かせるような人々、つまり健康な貧困者は、なんとかして自立できるものである。我々がまず、第一にすべきことは、あらゆる病人（無能力者たち）に、彼らが治療や世話を受けられるような場所を提供して、彼ら全員を救貧院からそこへ移すことである。これについては、かなりの規模で行われつつあるし、また実行されようとしていることでもある。その次になすべきことは、飢餓状態にある人々に彼らが自活していけるように、その方法を教えることであり、飢餓状態にあるという理由で、けっしてこうした人々を罰することではない」[6]。

　ここでは、有能貧民の自立をめざすことについて述べている。つまり、まず、第一にすべきことは、病や障害者、老人や子ども達を有能貧民と区別して、援助することであると。こうして病人（無能貧民）達に対して治療や世話が受けられるような場所を提供し、彼らを救貧院から他に移すことであると述べているのである。というのも、救貧院では治療はおろか世話さえも受けられず、不潔で過密な収容所といわれる施設で「恐怖の家」と呼ばれており、入所しても改善のめども立たない状態であったからである。

　もう1点、なすべきことは、有能貧民で飢餓状態にある人々が、自活できる方法を教えるべきであるということ。飢餓状態にあるからといって罰してはならないと述べている。ナイチンゲールがいう「罰する」という言葉は、救貧院に入所させられた人々は過密で、不潔な環境で知識や技術を身につけることではなく、どちらかといえば、単純な作業をしているに過ぎない。例えば、働ける人々はまいはだ※作りなどの単純作業をさせられたり、厳しく過酷な労働を強いられていたからである。それは、まるで、入所している人々に罰を与えているようでもあったからである。

　さらに、ナイチンゲールは、飢餓状態にある貧民に対する教育・訓練について、次のように述べている。「飢餓状態にある人々に対しては、単に金品を与えるのではなく、自活できるように、読み、書き、計算のように教育の基本的なことを具体的に教えること。人間のあり方に関する教育（道徳）および自然の法則を教えることである」と。

　ナイチンゲールの援助に対する考え方から次のように学びを得た。
　ナイチンゲールは援助とはその人を自立させるのが目的であり、そのための方策を考えることで

あると述べている。そして、自立に向けての援助で、教育・訓練をする場合には、高度な知識を与えるよりは、実用的な知識や生き方を教えることであるというのであった。私達は、看護師として患者の生活上の援助をする専門職である。患者の今の状態を十分に把握した上で、その人の看護の必要性に合わせた援助が必要である。例えば、糖尿病の患者であれば、その援助は、最終的には、自立にむけての援助であり、生命力の幅を広げていく役割でもある。糖尿病の患者に生活上のさまざまな指導、運動、食事、生活の過ごし方などの指導をする場合も、その人に必要な、その人に合った具体的な指導をすることが重要である。そして、それが、その人の自立にむけての指導である必要がある。高度な知識の伝達ではなく、具体的な行動がとれるための知識や方法論を教えることで、患者も理解でき、納得し行動変容につながる援助になるものと考えられる。

　つまり、援助とは高度な知識を教えるのではなく、自立にむけて、その人に合った実用的な内容で指導することであると学んだ。

　　※まいはだ（槙枝）とは、ヒノキやマキの内皮を砕いて柔らかい線維にしたもので、舟などの水漏れを予防するために合わせ目などに詰めたものである。

２）文の書かれた時代背景と救貧行政や慈善事業に関する理解の重要性

　次に学んだのは、まず、書籍や論文から学ぶ時は、その書籍や論文の書かれた時代背景を十分に理解して読まなければ、その書籍や論文の内容の理解につながらないことを改めて感じた。

　例えば、『救貧覚え書』を読む場合、ナイチンゲール活躍し、『救貧覚え書』を書いた時代がどんな時代であったのかを、理解することから始める必要があるということである。

　この時代は、19世紀の社会的背景、特に産業革命による社会の状況と、戦争の世紀であったことを併せて理解する必要がある。つまり、当時のイギリスの光と影の部分を知るためには、産業革命と戦争を抜きにしては、人々の生活の実態が見えてこないということである。

　また、光の部分として、19世紀の医学的背景も知る必要がある。19世紀の医学は、基礎医学の発展はめざましく、病理学、衛生学、細菌学などの医学が登場し、医療に大きな影響を及ぼしたのである。医学と同時に文化や音楽の領域でも花開いた時期でもあったのである。このような光と影の部分をも含めて時代に関する理解の重要性を学ぶことができた。

　もう１点、重要なことは、この時代の救貧行政や慈善事業についての理解の必要性である。絶対王政下ですすめられていく貧民政策は、次々に新しいものが出されるものの、いづれも貧民にとっては、きびしいものであった。その中でも、エリザベス救貧法（1601）は、これまで発展してきた救貧法が、貧民救済の集大成するものであると言われているが、その内容の規定も、貧民にとってはきびしいものであった。

　また、労役場制度（1722）も定められたそもそもは、救済費の節減のために建てられていたために「恐怖の家」と呼ばれるような悲惨な状況であった。

しかし、当時は最も有効な貧民救済政策であると考えられていたという。

　ここでもう１つ考えさせられたことは、貧民行政も慈善事業も貧民を救済するためのものと思われ勝ちであるが、そうではなく、施設者側からの何らかの目的のために設けられることが多かったことである。こうした気づきも当時の社会福祉の状況を改めて学んだことによる。

　救貧行政や慈善事業に関しては４冊の文献より多く学ばせて頂いた。[7-10)]

　『救貧覚え書』を読み解くためには社会福祉に関する基礎的な事柄や歴史を学ぶことの重要性を痛感した。

　このように論文の書かれた背景や救貧行政、慈善事業に関する理解を深めることが論文に関する理解力を高めていくものと思われた。

３）『救貧覚え書』を読み込む前に、『看護覚え書』や『病院覚え書』を読んで

　ナイチンゲールの看護思想の全体像について、ある程度学んでから読むことで理解が深まるということである。これは、「ナイチンゲール看護研究会・滋賀」の設立以来、このような学びの過程をたどったことが、ナイチンゲールの看護思想を理解する上で有効であったと考えている。

４）研究会も『看護覚え書』と『病院覚え書』を素材に

　ナイチンゲールの看護思想を学んできたが、その際、看護の視点の必要性について学んだものの、今回『救貧覚え書』を学んで福祉の視点を持つ大切さを思い知った。看護の仕事の中には、看護の視点はもちろんのこと福祉の視点も併せてみていく必要を感じることも多々ある。看護者には福祉の学びの必要性を感じて、もっと深く学べる機会が必要であることを痛感した。

　以上あげた４点は、これからもこだわって学んでいきたいことでもある。

　今後、私にとって残された課題は、三大覚え書の学びを実践の場に活用していくことである。これは私一人でできることではなく、「ナイチンゲール看護研究会・滋賀」の仲間達と共に、各々の就業する病院や、在宅看護の中で、どのように活用できるか？その時の問題はないか？と事例に合わせた検討を重ね、１つ１つ評価していくことであろうと考えている。

文献

1）フローレンス・ナイチンゲール 小林章夫 竹内喜恵訳：看護覚え書 うぶすな書院 2006　p5

2）前掲載書1）p3

3）金井一薫：ケアの原形論　現代社 1998　p173

4）前掲載書3）p173

5）前掲載書3）p173

6）前掲載書3）p173

7）右田紀久恵・高澤武司　古川孝順編：社会福祉の冷気　有斐閣 2004

8）角山栄　河北実編：路地裏の大英帝国　平風社 1982

9）長島伸一：世紀末までの大英帝国　法政大学出版局 1988

10）田代不二男：イギリス救貧制度の発達　光生会官 1949

４．『救貧覚え書』から看護基礎教育を考える

髙島　留美

　『救貧覚え書』には、貧困者に対する救済事業の提言が述べられている。本研究会では、城ケ端先生の先導のもと、当時のイギリス社会の実相と「救貧法」の歴史や行政の考え方、「救貧院」の劣悪な環境など、とても興味深い知識を得ることができた（第2部参照）。ここでは、この『救貧覚え書』の学びから看護基礎教育に関連させ考えてみる。

1）自立への教育を目指して

　ナイチンゲールは、働くことのできる貧民たちに対して、「教育を考える場合は、高度な知識を教えるよりも、もっと実用的な知識や生き方の基本といった事柄を教えるべきである」[1] と説いている。当時のイギリスの貧民は、産業革命による人口急増に伴い、働く場所の減少や傷病により、働く意欲を失った人びとが多く存在した。そういった人びとに、新たな職業に就けるように仕事を教え、また仕事の見つけ方を教えることが、自分自身で生活を支える自立へと繋がるとしている。これは、古来よりのことわざ "魚を与えるより取り方を教えること" を提唱しており、自立に向けた患者への援助としても用いられる。例に漏れず、看護基礎教育も、自立に向けた教育は重要なポイントである。

　私の看護学生時代に受けた教育を思い返すと、教科書や教員、看護師の手本どおりにおぼえ、正確に実施することを主としたスタイルだった。臨床に出ても、先輩看護師の看護技術を必死で見学

し模倣し技術を日々磨いていた。そして、決められた時間に、決められた手順どおり、決められた観察を行っているとふと気づくことがあった。それは、患者がよりここちよく感じる清拭の方法や、痛みの少ない湿布のはがし方、夜泣きする患児のあやし方など、テキストには載っていない援助をみつけ出すことで患者が笑顔になることは、私にとって、とても嬉しい瞬間だった。ナイチンゲールは、看護師の訓練について、「看護婦は訓練によって自分の本務を知る——その本務とは、生と死、健康と病気という途方もない大きな出来事のただ中で、正確に観察すること・理解すること・正確に知ること・実行すること・正確に報告すること、である。訓練によって看護婦は自分に与えられた指示を実行する際、最善のことをなすことができるようになる」2) と、まずは指示どおりに行動することで、最善の方策を見出すことでよりよい看護への実践に繋がるといっている。そして、「指示に忠実であることの真の意味は、自分自身の考えをもつこと、言い換えれば強い責任感をもつこと」3) と、看護についての信念を根底に、責任をもって自身の考えを発展させることが看護師の訓練には必要であると述べている。これらのことから、看護を学ぶものは、まずは適切な方法を習い、熟考し実施する。それがどんな患者にも状況にも対応できる看護者として自立できるのだと考えられる。

　現在、私は教員として看護基礎教育に携わっている。そこでの教育方法は、アクティブ・ラーニング（能動的学修）を重視し、ディスカッションやグループワークなどを主としている。臨地実習においても、カンファレンスは欠かすことなく学生主体とした討議を行う。学生は学んだ知識から、自ら考え、学習する。しかし学生の中には、個別性を含んだ看護計画を考えられず、「どこですればいいんですか」「どんな姿勢ですればいいんですか」など考えずにすぐに尋ねてくる学生も多い。このようなとき、教員が、教材を見極め、学生が考え、看護であることを気づくように導くことが求められる。教員になった当初は、このような学生に対し、自分が受けてきた教育と同じように、私が考えるかぎりの患者のADLや気持ちなどを代弁し、そこから最善の方法をほぼ誘導して計画立案に導いてしまっていた。答えを得られた学生は一時的に喜んだが、実習終了後数か月たつと、その出来事を忘れていた。そのときに私は、学生が看護を実施した達成感を感じられていないことにようやく気付いた。私は、学生自身が考え、自らの力で看護に到達する機会〝看護者としての目覚め〟を奪っていたのかもしれない。その後の私は、少しずつ学生の学習進度や性格に合わせ、ときには発問し、ときには手掛かりを与え、学生の想像力や思考を活性化かせ、患者に最善の看護を考える喜びを得られるようにしてきた。まだまだ未熟ではあるが、これからも、教育者としてナイチンゲールの教えを忘れず、答えを教えることよりも答えを導き出す方法を教示したい。そして、学生の力を信じ、看護者としての使命感から独自の看護を導き出せる自立した看護師となれるよう教育に取り組みたい。

2）貧困者についての知識

　これまで私は、その対象者を医療や看護を受けることができる人びとに対する看護援助をイメージしながら学生への指導を行ってきた。たとえば、援助を行うときに必要な石鹸やタオルや下着は、当然のように患者の持ちものを使用することを前提とし、患者が抱えている（かもしれない）金銭的な問題についてはあまり触れることなく援助計画や看護計画を立てていた。それは、先進国である日本は裕福で貧困など縁遠いと思っていたからである。しかし、日本は、経済大国の中でも相対的貧困率（世帯所得が全世帯の中央値の半分未満の人の比率）はとても高く、2018年の厚生労働省の調査では、相対的貧困率15.4%（厚労省HP）と示されている。それは、月に約10万円程度の所得で暮らしていく世帯が6.5世帯のうち 1 世帯もあるということである。わが国の相対的貧困率が高い原因として考えられているのは、高齢者やひとり親世帯、非正規雇用者の増加などによると言われている。とくに子どもの貧困率の増加はわが国にとって重点課題であり、「子どもの貧困対策の推進に関する法律」[4]に則り国や公共事業団体がさまざまな対策を講じている。さらに、2020年の新型コロナウイルスの影響により、職を失った世帯は数知れず、“子ども食堂（地域の子ども達や保護者などを対象に食事を提供するコミュニティ）”だけでなく“大人食堂（無料の食事提供や生活・就労相談を行う）”も増加しているという。このような状況を理解したうえでの看護基礎教育は重要であり、地域看護学や在宅看護論では貧困世帯を加味した教育がなされているであろう。しかし、看護の営みを、人間にとって看護とは何か、どのような関わりが看護となりうるのか看護者としての礎を築く“基礎看護学”から教える必要があると考える。2003年に日本看護協会が提唱した「看護者の倫理綱領」[5]条文 2 の解説には、「すべての人々は、平等に医療や看護を受ける権利を有している。看護における平等とは、単に等しく同じ看護を提供することではなく、その人の個別的特性やニーズに応じた看護を提供することである――中略――看護者は、個人の習慣、態度、文化的背景、思想についてもこれを尊重し、受けとめる姿勢をもって対応する」とある。つまり、看護者である以上、様々な状況、貧困を含めそれを個別的特性ととらえニーズに応じた看護を提供できるようにしていくことが求められる。基礎看護学を教える私にできることは、わが国に貧困者が多く存在することを忘れずに看護援助を考えることを念頭におく。そして、学生が患者の全体像をとらえるとき、社会的側面として家族や金銭問題、居宅や医療保険、身の回りの物の観察なども注視するように促す。またそれには、MSW（メディカルソーシャルワーカー）などにも積極的に情報を得ることも提案する。そして、金銭的に問題のある患者には、できるだけ洗濯物や購入物を減らし、心身の回復に集中できるよう考慮する。看護基礎教育、それも基礎看護学の段階から全人的な看護の理解をめざせるようにしたい。

　『救貧覚え書』は、『看護覚え書』『病院覚え書』よりもはるかに少ない文字数であるが、やはりナイチンゲールは多くのことについて学ぶ機会を与えてくれる。そして、『救貧覚え書』をとおし、

稚拙ではあるが看護基礎教育として学生の自立への支援と日本の貧困問題を含めた看護教育について私なりに考えを深めることができた。1万とも1万5千ともいわれるナイチンゲールの書簡の数を考えると、これからもまだまだ学ぶことは多いだろう。私にとっての楽しみはまだまだ続くようである。

文献

1）金井一薫：ケアの原形論　現代社 2004　p275

2）薄井坦子訳：ナイチンゲール著作集第二巻 1974　p94

3）前掲書2）p95

4）内閣府ホームページ：子どもの貧困対策の推進に関する法律についてhttps://www8.cao.go.jp/kodomonohinkon/pdf/hinkon_law_tsuuchi.pdf

5）日本看護協会ホームページ：看護者の倫理綱領https://www.nurse.or.jp/home/publication/pdf/rinri/code_of_ethics.pdf

5.『救貧覚え書』からコロナ禍の高齢者の看護を考える

千田　昌子

　近代看護の創始者F・ナイチンゲール生誕200年を迎えた今年は、なぜかコロナ禍の発症の年と重なり、全世界に猛威を振るうCOVID-19の感染で始まり、経済や対人関係をはじめ医療現場の在り方までも影響を与え、多くの都市がロックダウンをきたした。

　もう1年余りが過ぎようとする現在も、第3波の猛威を与え約6カ月余り前の恐怖がよみがえる事態を招いている。この基本予防策が「3密を避けること、各自の健康への意識向上、環境調整である」と言われ続けている。その中で、なぜか近代看護の創始者F・ナイチンゲールを取りあげたニュースが少ないのではないかと疑問を抱く。

　日本医師会のトップが感染症中心の治療を主として話すことはわからないわけではないが、人が人を看護する光景は、約200年前と同様であると考える。また、医療従事者への感謝や配慮を目にするが、この光景は様々な見方があり、やや理不尽ではないかと考える。そして、ワクチン開発の目途は立ったというが、COVID-19の根本的な原因追及と確実な予防対策はまだ解明できず、社会全体の動向が見えないままコロナ禍に喘いでいる状況にある。

　所属する本研究会は、城ケ端初子先生を代表に『看護覚え書』の本をはじめ、『病院覚え書』、『救貧覚え書』を読み解きつつ、研究会メンバーも増えた。学修をきっかけに、私自身の中で、その価

値はますます高まっている。そして、今年2月末にナイチンゲールの軌跡をテーマにイギリスへ研修旅行に参加することができたことは、私自身が看護への想いをより深くそして、看護の本質に触れる機会を得たと捉えている。

　F・ナイチンゲールがクリミア戦争から帰還して後に、およそ150編もの論文を著したことは世にほとんど知られていない。その著作の代表的なものに『看護覚え書』があるが、これは文字どおり看護をテーマとした著作であるだけに、1859年の発刊と同時に今日に至るまで、看護の世界においては読み継がれている。

　ところが、F・ナイチンゲールが取り組んだ分野には、看護の領域の外に、英国陸軍の衛生問題、インドおよび植民地の衛生と福祉、病院とその建築、統計学、社会学、宗教学、哲学など多彩である。論文のタイトルだけから見てもその領域は広大な範囲に及んでいるのがわかるのである。今回の研究会で取り上げられた『救貧覚え書』は、『看護覚え書』『病院覚え書』と3大覚え書の最終章であると言われている。

　この『救貧覚え書』は、数ある分類の中では、公衆衛生を含む社会学の分野に属しており、19世紀の英国社会がかかえていた貧困問題という状況を、F・ナイチンゲールがどのような視点で見つめていたかを知る上で貴重なテキストのひとつになっている。その視点は今日の「社会福祉思想」の中核を彩る"自立への援助"の考え方と重なるところは大きいと考えるのである。

　『あるロンドンに在住する医師　今年3月の記事より引用…』[1]

　現在のコロナウイルス対策の根幹は、熱や咳の症状があるかないかだけである。当然、風邪やほかの病気でも熱や咳はでる。しかしながら現在の英国のようにコロナウイルスが蔓延している状況では、ウイルスに感染している可能性がある人を勤務させるとコロナウイルスが職場で感染流行する危険性が高く、このような人には症状がなくなるまでは少なくとも自宅にいてもらうよりほかない。この結果、たとえば、現在ロンドンの地下鉄職員の30%が自宅隔離状態だという。「こうした人員不足がこれから特に問題になるのは前線の病院である。多くの看護師や医師が勤務できない状況になると、ただでさえ既に負荷が、大きくかかっている病院の運営がさらに困難になる。これが医療崩壊を促進することになる。一方、医療者がいつでも検査できるようになれば、いったん自宅隔離になった人を職場復帰させる指針にもなるし、免疫を獲得した人を中心に、より安全に勤務シフトを組むことができるかもしれない」[2]と述べており、英国戦略の基本となる高齢者の保護について、ウイルス弱者である高齢者などのケアにあたる施設でも、免疫成立した人を同定できれば、同様に、仕事のシフトを改善し負荷を軽減し、利用者のこともより効率的に守ることができる可能性がある。英国の政策の根幹的な方針は、英国全体でのコロナウイルスの感染はある程度許容するが、感染流行中は可能な限り高齢者らコロナウイルス弱者をそのあいだ社会から隔離し被害を最小化することにある。ここで大きな懸念は、「どのようにコロナウイルス弱者を守るのか」であった。現在英政府は、『4ヶ月間にわたる高齢者の完全な外出禁止』を準備している。その間、Uber

Eats（ウーバーイーツ：出前／デリバリー注文）を利用して、無料で食事を届けるという。それ以外にも掃除や入浴などさまざまな手助けが必要な高齢者は多数いる。このケアをする人にコロナウイルスに対する免疫があれば、より安心して任せられよう。ひょっとすると、この21世紀の世界大戦における抗体検査は、前線に立てる人を選別するための徴兵検査に相当するものなのかもしれないと考える」[3] と同様に小野氏は述べている。また、英国では、政府は、今後数週間の間に70歳以上の人に、最大４ヶ月間、自己隔離や社会的接触を減らすように求められる可能性があることを示している。また、英国政府は高齢者介護施設を不必要に訪問する人がいないこと、高齢者の親族を訪問する人が本質的な理由で距離を保つことを求めている。家族の背景の違いがある為そのような処置を図るともと言われている。これは、約９か月前のイギリスの対策を在住する医師の所属はインペリアル・カレッジ・ロンドン（上席講師（准教授））で、医師の立場からとらえたものである。また、Ｆ・ナイチンゲールNSH設立の意味を説明し、医療の現状特に、高齢者の医療の在り方を伝えている。

　英国の高齢者に対する福祉の在り方に日本との相違に憤りを覚えたことが印象に残っている。

　私は、高齢者看護で講義をする際、まず導入に、我が国の総人口について、超高齢者社会を述べる。「平成30（2018）年10月１日現在、１億2,644万人となっている。65歳以上人口は、3,558万人となり、総人口に占める割合（高齢化率）も28.1％」[4] となっている。この数値は世界の中でも稀にみる超高齢化であり、2025年の動向予測をはるかに超え、認知症の高齢者も４人に１人と言われること。高齢者の医療は医療の進化とともに長寿社会の在り方や健康寿命を維持していくかが問われている。また、家族背景も変化が起こり、高齢者の独居や老夫婦の世帯が増加し、高齢者向けの住居に住む人々の衣食住に変化が起きている。このような中、高齢者自身も団塊の世代が後期高齢者を迎え、老いを自覚しつつ、健康寿命を意識した自立・自律への高齢者も多く見られる」と学生に話す。しかし、今年の講義で導入時に追記したものが、「COVID-19感染は、慢性疾患を持つ者や高齢者の重症化が大きな問題となり、現在、医療崩壊への声も少しずつ上がってきている。高齢者を対象としたPCR検査による事前の抗体検査を義務化する手段を手掛けることも１つの案ではないだろうか。なぜなら、これからの時期、空気の乾燥や気温の低下は、ウイルスの増殖時期でインフルエンザやノロウイルス等の発症も重なり高齢者にとっては体力を維持すること健康維持が大きな課題となる」を述べた。高齢者看護の教授で難しいのは、20代前後の学生が加齢変化をイメージすることが乖離することである。高齢者看護の講義は、看護と社会情勢や状況がわかるように教授することは重要である。特に健康状況を含む、１人の人間として生活史の在り様を自立と自律に意味合いを深めている。長引くコロナ感染力へのあらゆる影響と対応に高齢者にとってはどうなのか？と問うと、先の見えない状況に看護を学ぶ初学者は解決策や予防策をなんとなくイメージして答えることができる。高齢者の看護を学ぶ学生に対し、加齢変化による免疫力の低下を加味したインパクトを与え、看護を紐解くきっかけを心しているが、講義場面のリフレクションは常に考えさ

せられることが多い。

　また、今年の学習環境は、リモート講義により、身体的・精神的にVDT症状が起こり学修効果は対面講義に比べると劣ると評価されている。しかし、コロナ禍においての予防策を無視することはできない。現在、緊急事態宣言が挙げられ、日本国内も都道府県で異なる状況にある。感染対象が、あらゆる世代の人となり、クラスター発症も家庭や学校、施設や病院または原因不明による感染と多種多様となっている。このような中、重症化する対象者は、高齢者が多く医療機器の手助けや医療の甲斐なく死を迎える高齢者も多い。慢性疾患を抱える疾患の特徴が重症化や死亡リスクの増加を見ても、同様の結果が出ているのが事実である。一方で、経済の回復を狙う政策が再度修正されようとしている。その原因が感染者数の増加と病院崩壊の危機として今や問題となっている状況にある。この状況がいつ終息するかは誰もわからずただワクチンの開発と早々の認可を願うのみである。また、コロナに感染した人や収容する医療者への偏見は、感染から約１年余りが経つ現在も、なぜか人権を侵害している行動が今も起きている。そして、最近のデータでは、新型コロナウイルスの感染者は世界全体で5935万人を超え死者は140万人となっている。地球上の人類が140万人規模で命を落とすと考えると京都市の人口に相当する。想像するだけでも政令都市が死滅するのだ。この猛威にどう対応していくか個人の予防管理能力と日本政府が問われる状況にあることに危機感は高いと考える。

　『救貧覚え書』と書かれた論点は、貧民の救済は"救貧法"という法律によって、一定の枠の中で行なわれたが、その他にも寄付された多額の救済金が、救貧活動に当てられており、両者によって費やされる。額は多大なものになっていた。こうした救貧対策事業は、言うまでもなく社会福祉の原点であり事実19世紀の中頃から、さまざまな形態の社会事業が展開され発展したと学んだ。そもそも救貧院は、ヨーロッパのキリスト教に基づく制度のひとつであり、イギリスでも病院と救貧院は分化しておらず、しばしば修道院に付設されて存在していた。イギリスにおける看護思想を通してみたF-ナイチンゲール著『救貧覚え書』の今日の価値や社会福祉教育におけるその教育的活用効果について彼らが一人で食べてゆけるように、その方法を教えることである。飢餓状態にあるという理由で決してこうした人たちを罰することではない。さらに彼女の主張は続く、「自分で仕事を見つけて働くという自発的な労働者の数を増やすことによって、貧困状態に ある人々を減らしていくというのが救貧法の目的である」[4]と述べており、『救貧覚え書』が問題意識した背景に、宗教や福祉に関する考えや王室の支援の違いなど異文化が、大きな影響を与えていることがわかる。

　特に高齢者看護の自立支援法における社会奉仕の視点は、高齢者が統合されたアイデンティティをつくりあげ、残された人生に意味づけをする作業を行うことや自分自身の今までの生き方が問わ

れ、新しい自己の立て直しが求められるときにライフストーリーが有用であること[6]と述べられ、そのことが必要であることが問われている。いかなる高齢者であろうとも、ライフストーリー・アプローチを行なうことで、高齢者の発達課題の達成度は高くなっているのではないだろうか。このことが、「サクセスフル・エイジング」を（1）長寿であること（2）生活の質が高いこと（3）なんらかの生産的な活動に関わっていること（4）本人が生活に満足感を抱いていること、の4点が必要であると老年社会学の世界では広く合意されている。まさしく、この『救貧覚え書』に通じる看護の原点ではないだろうか、と考える。改めて高齢者の「その人がその人らしく生きる」「最後までその人らしく生きる」と問うリビングウイルやアドバンスケアディレクティブにつながる看護を考えさせられた。

文献

1）小野昌弘（イギリス在住の免疫学者・医師）：英国でのコロナウイルス感染爆発と全土封鎖、NHSナイチンゲール設立の意味

2）前掲書1）

3）前掲書1）

4）公益財団法人長寿科学振興財団健康長寿ネット健康長寿　https://www.tyojyu.or.jp/net/index.html

5）金井一薫：ケアの原形論　第2版　現代社白鳳選書　救貧覚え書 2011　p248

6）前掲書4）

6．『救貧覚え書』から自分の看護職としての仕事の捉え方や
人への援助について考える

吉永　典子

　私は病院で働く看護師である。今までナイチンゲールの『看護覚え書』『病院覚え書』をこの例会で学び、現在の看護、病院建築や体制について改めて振り返る機会を頂いてきた。今回の『救貧覚え書』からは、自分の看護職としての仕事の捉え方や人への援助についての考え方について学ぶことができた。

　日本看護協会の「看護者の倫理綱領」第1条では、「看護者は人間の生命、人間としての尊厳・および権利を尊重する」と述べられている。私自身職場である「病院」や「地域包括ケアシステム」の中で「人間としての尊厳・権利」を尊重できるよう仕事に取り組む努力をしてきたつもりである。対象者の中には、「お金がなく施設に入れない」「家族がいない」など福祉介入が必要な方も多くお

られるが、福祉が介入すれば解決することができると認識していた。

『救貧覚え書』は、「貧民の自立」について述べられている。「健康な貧困者は、なんとかして自立できるものである」[1]や自活への道は「読み・書き・計算」や自然の法則を教えるという教育によってなされるべきであることなどが記載されている。貧困で困っている人に「お金」を渡すのではなく、教育や知識を与えて自らが稼げるような援助が必要である。これは、現代でも、開発途上国の援助を行う場合は、お金だけではなく技術提供等を行っていることと同様である。

また、この「貧困」問題は、外国の問題だけではない。日本でも新聞等で貧困問題はクローズアップされている。2019年日本看護倫理学会第12回年次大会のテーマは「格差社会の中で看護倫理を考える」であった。この日本においても「格差社会」「貧困」は大きな課題である。私はこの学会に参加し、ここで、いわゆる行路病院といわれる病院や地域で働いておられる看護職の話を聞いたことを、例会参加時に思い出した。この学会時に討論されていた中で印象的であったのが、「貧困は個人の責任か？社会の責任か？」であった。この『救貧覚え書』から考えると、やはり「貧困」は社会の責任ではないかと考える。本文には「人の援助を受けずには、自ら食べるために働く能力を先天的にも後天的にも持ち合わせない人々に対して、お金を与えるのではなく、仕事ができるように援助することは、聖書の教えに叶うことになる」[2]と述べられている。しかし一方では、「人間にとって働くことは最も強い本能であり、何にも増して必要なことである。（中略）さらに人間にとっての第1の義務は自分の面倒は自分で見ることであるという言葉にも疑いの余地はない。しかし、そうでない人々が大勢いることも、また確かなことである」[3]とも述べられている。これらから、自分の面倒は自分でみることが必要であるが、様々な理由でそれができない人も大勢いる。その場合の援助は、一時的なお金ではなく、仕事ができ自立できるよう援助し継続的な安定につながる支援が必要であると捉えることができる。

『救貧覚え書』が書かれている金井一薫著の「ケアの原形論」のあとがきには、以下のように述べられている。『このテーマは、今日のわれわれの社会が掲げる、福祉の理念や看護の理念とも、完全に一致していることも認めざるを得ない。その点で『救貧覚え書』は«人が人に援助するときの根本思想»を提示していると言えるのである』[4]。医療現場などでは、貧困の方を「本人が働かないから」と個人の問題と発言する医療職者も存在する。今後はこのような場面に出会えば、個人の問題でなく社会の問題であり、福祉を交えて介入できるように取り組みたいと思う。このように、『救貧覚え書』は看護や福祉の概念にある「人が人に援助」する時の根本的な考え方が書いてあることを学ぶことができた。

文献

1）金井一薫著：ケアの原形論（新装版）現代社 2004　p240

2）前掲書1）p253

3）前掲書1）p242

4）前掲書1）p277

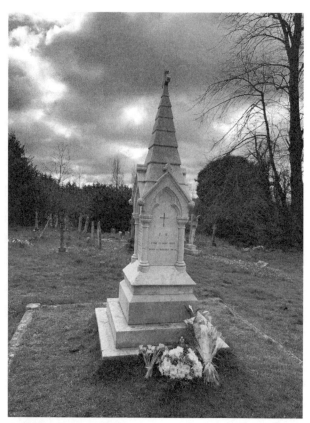

ナイチンゲールのお墓

第2部

研究会例会における学び

序章　研究会における学びの全体像

1．研究会の開催年月日、参加者および研修内容

　2019（令和元）年9月から2020（令和2）年10月までに開催された研究会例会は5回、看護講演会は1回であった。

この研究会では、ナイチンゲール著『救貧覚え書』を素材に、ナイチンゲールの看護の視点から社会福祉をどのように捉え、改善にむけてどのような方策が必要か等を学んできた。私たち看護職は現場で仕事を通して福祉的な視点や資源、活用方法の重要性を痛感することが多々あり、看護と福祉の連関について、具体的な問題について討論を重ね、実践の場への活用をめざした学びを続けてきた。ナイチンゲールは『救貧覚え書』の中で、援助とは何かについて述べていることに、参加者が改めて援助について考える示唆を得ることができた。それは、貧しい人々への救済では、金品を与えるのではなく、具体的に「読み」「書き」「計算」などを教え、自立できるようにすることであると述べていることである。

　つまり、援助とは経済的な支援をするだけではなく、その人が自立できるように相手に合わせた具体的な教育・訓練が必要であるということである。現代における現状と望ましい対策など、検討し合う機会を得た。

このようにナイチンゲールの指摘から、研究会は多くのことを学ばせて頂いている。と同時に私達はナイチンゲールの先見の明と、看護の本質的なとらえ方の見事さに、感銘を受け新たな課題に取りくんでいる。これからもこの研究会活動を通してナイチンゲールの看護思想についての学びを深め、実践に活かせる方向で努力を重ねていきたいものと考えている。

表1　研究会の開催年月日、参加者および研修内容

回数	開催年月日	参加者数	研修内容（救貧覚え書）
30	2019年 9月17日	14	「救貧法」と救貧院
31	10月15日	12	『救貧覚え書』における慈善事業と貧民のとらえ方
32	11月9日	12	貧困状態を招いている貧民の救済
33	12月17日	11	過剰人口と移民
34	2020年 9月12日 オンライン開催	18	ヴィクトリア朝時代の「救貧制度」と貧民街で暮らす労働者・無職者の実態
講演	10月24日 オンライン開催	23	ナイチンゲール看護講演会 「ナイチンゲールの活躍した社会背景と辿った軌跡」 イギリス研修報告の集い

＊回数は本研究会の活動開始からの通算日を示す

　　『救貧覚え書』では、第1章を「救貧覚え書を学習するにあたって」とし、第2章から主に学習
　　内容で、30回からの例会活動報告としている。

第１章　『救貧覚え書』を学習するにあたって

『救貧覚え書』を学習にあたってヴィクトリア朝時代のイギリスの社会構造や労働者の居住環境と職場環境、この時代の病院や救貧院の実情および医師・看護師の生活などをあげておきたい。

１．19世紀の社会的背景

19世紀の社会的背景の中の特徴の１つは産業革命であった。産業の技術的な基礎が大きく変わり、これまでの手工業的な作業場に代って効率の良い機械を導入した大工場が成立したために、多くの労働者が必要になったのである。そこで、農村部から短い期間に大量の労働者が都市部に流れこみ、都市にはスラム街ができることにつながった。このスラム街は住民が過密状態に陥り不衛生な環境の中で生活することになり、食糧不足から栄養状態の不良を引き起こし、清浄な水さえも入手が難しいような状況などから伝染病が流行し、多くの死者を出す状況になっていった。基本的な労働力が必要とされていたことから、10歳未満の子どもや婦人も働かされていた現状にあったのである。このように、社会構造が根本より変化することになり近代資本主義経済が確立したといわれている。

この時代の他の特徴としては戦争の世紀であったことがあげられる。「19世紀を通してヨーロッパの国々が封建国家から近代国家に移る過程で戦争が起きたのである。

ベルギー独立戦争（1830）、クリミア戦争（1854-1856）、南北戦争（1861-1865）普仏戦争（1870-1871）等があった。戦争が起こると軍隊から伝染病が広がり、兵器も近代化して、傷病兵の数も異常に増加したとの記載がある。そして、これらのことから各国で良質の軍医の養成や近代的な陸軍病院設立につながっていった（「ナイチンゲールってすごい」から）。

２．ヴィクトリア朝時代のイギリスの社会構造

この時代は、イギリスの最も繁栄した時で、産業革命の影響で工場への機械の導入により、生産量が高まり、イギリスは「世界の７つの海」を支配した「日の没することのない帝国」と呼ばれていた。しかし、社会の繁栄は必ずしも国民として収入が増えないばかりか幸せとはいえず、貧富の差が大きくなっていった時代でもあったのである。社会構造は階級社会で三層構造になっていた。まず、代々政界を支配していた貴族や地主層は、上流階級として広大な私有地から得る地代を収入源として生活していた。従って、上流階級の人々にとっては、労働は無縁であった。

また、この時代には、工場経営者や金融業者、外国貿易業者などが中産階級層を成していた。この中には農業労働者を雇って大規模な農業を営む農業資本家や医師、弁護士、教会関係者などの専門職も含まれていた。中産階級の人々は、自己の持つ工場や農園などの経営で得た収入で生活していた。

しかし、工場や農園で働く下層階級層は、劣悪な居住環境で生活し、長時間労働が強制され、健康が阻害されていった。

　下層階級の人々は、労働の報酬としての賃金で苦しい生活をやりくりして暮らしていた。労働者の生活は逼迫しており、収入の多くは飲食代に当てられていた。ただ、その食事もバター付きパンとベーコンに紅茶という食事が多く、日曜日にジャガイモと豚肉と玉ネギなどが頂けるというものであった。こうした労働者の階級の居住環境や職場環境の衛生状態は悲惨をきわめた。中でも最下層の人々は、住居も仕事もなく路上で生活するなどの状態で生きなければならなかったのである。

　このようにイギリスの社会構造は、上・中・下層の３層構造になっており、その割合は、上流階級３％、中流階級17〜20％、下層階級は約80％を示していた。この中に最下層の人々も含まれている。ナイチンゲールは上流階級に属していた。

3．労働者の居住環境と職場環境

　都市の労働者は農村部から、工場に働くために都市に移り住んだ人達であり、人口が都市に集中する破目に陥った。そのために公害や劣悪な衛生状態を招くことになり、スラム街が形成されていった。その労働者たちの住居環境の劣悪さをアンドレ・モロワは次のように述べている。

　「世界最強の海軍と採掘の最も容易な炭鉱とを擁しているがゆえに、自由主義的でしかも反映への道をたどっていたブルジョアジーが、新しい発明をすぐにも利用しようと身構えていたがゆえに、他のどの国民よりも早いテンポで富んでいった。しかし、その反面、大都市の労働者街における死亡率は依然として恐るべき高率を示し、ロンドンではイースト・エンド（高級店舗や上流人士および邸宅のある市の西部）の２倍に達し、バースでは上流人士の平均寿命は55歳であるのに労働者のそれは25歳に過ぎない」[1]。

　ここでは、労働者の高い死亡率と平均寿命の短さが示されている。また、都市の衛生状態について、フリードリッヒ・エンゲルスは次のように述べている。

　「これらの街路は多くの場合非常に狭くて、一方の家の窓から向かいの家の窓へ移ることが出来るほどである。そのうえ、家々は何階にもなって高くそびえているので日光が家と家との間にある中庭や路地に差し込むことはほとんど不可能なくらいである。都市のこの地域には暗渠もなければ、家々に付随したその他の下水も厠もない。だから少なくとも５万人の人々の汚物や屑物、糞尿がみんな毎晩街路のわきのどぶに投げ捨てられることになる。そこで、どんなに街路を清掃しても乾いた汚物の塊が残り、悪臭が発生し、そのために目や鼻が迷惑するばかりでなく住民の健康状態もまた極度に脅かされる。…（略）… その部屋の通風は極めて悪い

反面、窓が壊れて、ガタピシしているがために寒いし …（略）… 時には湿気が多い。また、一部の部屋は地下にある。…（略）… 水をくむのは共同ポンプによるほかはないが、その水を家に運ぶに要する苦労が大変なので、それがおのずから、ありとあらゆる不潔な行為を助長しているのである」[2]

この部分を読んだだけで日光の問題、水や排水処理、汚物処理の問題、住環境の問題などが浮かび上がってくる。

ナイチンゲール自身も工場労働者の働く職場の劣悪な衛生状態について次のように述べている

　「湿気の多い汚れた空気を吸い続けることと、このような空気が皮膚に及ぼす作用とによって、労働者たちはことに寒さへの耐性が弱まっていますが、これこそが彼らが肺疾患の危険にさらされていることを示すものなのです。その結果彼らは必要以上に部屋の空気を暖め、換気が可能なあらゆる隙間をふさいで、事態を一層悪化させてしまいます。このような場所にいることに加えて、窮屈な姿勢、運動不足、あわただしく摂る栄養不足の食事、長時間の重労働、汚れた空気といった状況下に置かれていては、彼らのほとんどが胸部疾患で、それもたいていは結核のために早死にしてしまうことも、不思議でないはずです」[3]。

このように産業革命は、工場経営者たちが労働者たちを利益追求に駆り立てたことと政府が職場環境の劣悪化を放任したことから環境悪化の一途をたどったことが伺える。

４．病院、救貧院の状況と医師・看護職

　当時のイギリスには、病人を世話する施設が２種類あって、１つは篤志病院（ボランタリー・ホスピタル）、他の１つは救貧院（ワーク・ハウス）であった。また、救貧院は救貧病院を併設している所もあった。ここでは、病院と救貧院の概略をあげたい。

１）病院の状況

　病院が病気の治療に重要な役割を果たすようになったのは、ここ100年余りのことで、建物も初めから病院として建てられたものは少なく、修道院や大邸宅、刑務所などが転用されたもので、病院の目的に合ったものではなかった。その病院も現在とは違って治療のためのものではなかったのである。

　当時は教会が病院をもっていた。しかし病院といっても生活困窮者の世話をする収容所といわれる所で、治療はほとんど行われず、世話だけが行われていた。この時代は、社会全体の衛生状態は劣悪であったが、この病院は、その社会の状況よりも更に一層不衛生で過密であった。例えば、１つのベッドを何人かで使うなどの過密さは、想像を絶する状況にあったのである。もちろん、この

ような状況では衛生状態も最悪であった。

　さらに、病院の費用は無料であるものの、教会の経営によるので、財源的には限りがあり、食事もひどく、世話をする人も下層階級出身の教育も受けていない人であったり、動ける病人であったりしたものである。このような状況であったので収容者の死亡率は高く、ある乳児院では死亡率90%以上であったという記述もある。

　こうして死亡すれば、すぐに新しい困窮者を入所させるという状況でもあったのである。病院は、こんな状況であったので、当時の人々、特に生活に恵まれた人々の間には、病院よりも家庭のほうが、管理がゆき届いていると考えられていたようである。

　その後、病気の治療の場としての病院が登場した。多くの病院は、18世紀になって開設されたものである。例えば、1800年の入院患者数は約3000人であったという実態の記録が残されている。

　この時代の主な病院は篤志病院（ボランタリー・ホスピタル）である。篤志病院も含めて病院の問題は不衛生で劣悪な環境と管理にあった。しかも病院は、すべて下層階級の人達のためのもので、上流階級では病気やけがをした場合は、家庭に医師、看護師、家政婦を雇い入れ、在宅で治療、ケアを受けていた。従って、上流階級の人が病院を利用することはなかった。

　しかし、篤志病院は、上流階級の人々の寄付金によって建てられ、運営されていたが故に、上流階級の人々とつながっていた。

　上流階級の人々は篤志病院の管理・運営に当たっていた。この病院での理事長職は、社会的地位の象徴であり、理事には多くの上院議員が就任していた。この病院の様子について、ウーダム・スミスは次のように述べている。

　「篤志病院の理事長職は、社会的地位の象徴となり、多くの上院議員が篤志病院の建設運動に深いかかわりを持つようになった。…略…篤志病院運動は、裕福な人たちの貧者を援助したいという意欲に支えられて発展し、その資金は宗教的な広い人道主義的な運動から提供された」[4]

　篤志病院では、入院患者の選択肢は、病院運営を担っている理事者が握っていたので、医師とのトラブルが絶えなかった。また篤志病院では、有給で雇われている良家の子女が師長として働いていたという事実はあったものの、全体的には看護のレベルは低く、理事や医師とうまくいかず、患者が安心して入院できる環境にはなかったのである。

　聖トーマス病院も伝統的な篤志病院の1つである。

　また、ナイチンゲールが初めて看護の仕事としてハーレイ街の淑女病院の総監督に就任したが、この病院もまた篤志病院の1つであった。この淑女病院の理事会のメンバーは、上流階級の婦人達で、患者の多くは家庭教師の女性達であった。病院管理から人事管理、物品管理にいたるまで、およそ管理はできておらず、その状況を見るとナイチンゲールの苦悩を伺い知ることができる。

　「病院のベッドのリネン類や家具は汚れておざなりにされています。テーブル掛けや調理場の
リネン類はぼろぼろで不潔で、満足なシーツ 2 ～ 3 枚がある以外は皆、ねずみに齧られています。
椅子のカバーは鋲で止めつけられていて、洗濯もできないので汚れが浸み込んでいますし、毛
布や枕も失禁患者にゴム防護布なしで使用したために腐っています」[5]。

さらに、このように綴っている。

　「このホームには、女性責任者も針女も臨時看護師も夜間看護師もいませんでした。…（略）…
私は、コックのジョンとスミス看護師を除く女中を看護師は全員替えるべきだと思っています」[6]。

　病院における医師たちの状態はどうだったのか？
　医師の社会的地位が確立するのは、19世紀半ばすぎで、医師ははっきりとした階級性があった。
ごく一部の医師だけが、オックスフォードやケンブリッジ大学の卒業で、社会的地位が高く、その
ほとんどは内科医であった。外科医は手を使って患者の身体に直接触れるという理由で、社会的地
位は内科医よりも低かった。また、内服薬の処方は、内科医の仕事で外科医は外科的処置しかでき
なかったのである。ただ、病院の医師達は、理事よりも身分が低く、意思が無視され、治療方針な
どのトラブルを絶えず控えていた。また、入院の判断は、医師ではなく、理事に委ねられていた等、
現代ではおよそ考えられない状態であったのである。
　このような状況も19世紀後半になって、医師法や病院改革などが行われて近代化が図られていく
ことになった。
　では、看護状況はどうであったのか？
　当時の看護師のレベルは低く、ナイチンゲール自身が、その著『看護覚え書』のなかで、酸っぱ
くなった牛乳や変質した肉やスープ、腐った卵などを患者に出してはいけない等と指摘しているが、
そこまで言わなければならない看護師の状況にあったのかと考えると、そのレベルに驚かされる。
また、一般に女性が看護師になるための条件は、失恋や厭世や頼る人がいないなどであるという考
えが流布していたのである。看護師にはこうして人生に失望した人達がなるものだという風潮はい
かがなものであろうか。
　さらに、この時代の看護師の集め方については、どのような看護組織が用いられていたかによっ
て左右される重要な問題でもあるので、あげておきたい。（この項については既に『病院覚え書』
の研修で終了しているが、再掲しておく）

・ヨーロッパの公立病院で採用されている病人看護方式の 5 種類[7]
①　看護師は宗教組織に属しており、彼女たち独自の宗教上の指導者をもっている。病院はそれと
　　は別に非宗教的運営主体により管理されている。

② 看護師は、宗教組織に属しており、その組織の長が組織と病院の両方を管理している。

③ 看護師は俗籍であるが、独自の指導者のもとに組織されており、病院はそれとは別の、やはり非宗教的な運営主体を持つ。

④ 看護師は俗籍であって、彼女たちが看護を行っている病院も、彼女たちが属しているのと同一の非宗教当局によって運営されている。

⑤ 看護にあたるものすべて男性で、しかも俗籍者であり彼らが属する非宗教的な男子の組織体によって施策も運営されている。

2）救貧院の状況

　もともと救貧院は、救貧法の保護のもとに設置されたものであった。すなわち、救貧の人達と家族を収容し、彼らに何らかの仕事を与えることで、彼らが、家庭にいた場合に必要な費用を切り詰める狙いから建設されたものであった。しかし、次第に収容者が増加傾向にあり、病人の数も増えるばかりなので病院の様相を呈してきたものである。

　救貧院における看護状況は大問題であった。

　そもそも看護とはどのようなことであるかを知る者や教育を受けた者は皆無で「貧民による貧民の看護」といわれるようなひどい状況であった。

　救貧院に暮らす貧民看護師も、看護師と呼ばれていた。しかし、貧民看護師は無給で患者の食事や酒を盗んで飲むなどをするものも多く、ほとんど字が読めず、与薬等もいいかげんで体力もなく患者を持ち上げられない者もいたという状況であったという記載が残っている。また、高齢の貧民も雇われていたという。看護師の悪いイメージもこうした状況の中から生まれ、いくつかの風刺画も残っている（図1[8]）。

　一部有給の看護師もいたもののきわめて低給であった。しばしば掃除婦や洗濯女が有給看護師に昇格するものもあった。そして、有給の看護師は、無給の貧民看護師の監督に当たった。

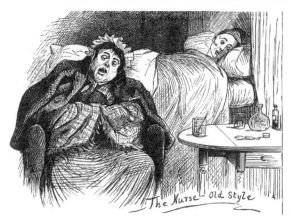

図1　当時の看護師の風刺画[8]

　また、救貧院の環境も劣悪なものであった。1つには過度な環境に多くのベッドが隙間なしに並べられていたり、1つのベッドに何人かの人が寝かされていたりした（図2）。

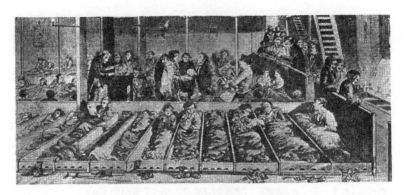

図2　ロンドンの救護所（1859）

　衛生状態も劣悪で、共同で使うタオルも週2回の交換で汚れきっていたり、室内便器で私物を洗う者もいたという記事も残っている。

　あまりにひどい状況から、最下層の人々でやむなく路上生活をしている者であっても、救貧院を"恐怖の家"と呼び、決して入所したくないと話している程であった。

5．19世紀の医学的背景

　19世紀中頃までの医学の状況は、どのようであったであろうか。

　ルドルフ・ウイルヒョウが生体は細胞から成り立っており、細胞は細胞から生じることを立証し、近代病理学の基礎を築いた。

　また、ルイ・パスツールは、乳酸菌・酪酸菌を発見し、発酵や腐敗が微生物によって起こることを明らかにしたのである。また、炭疽菌や狂犬病のワクチンを発明した。さらに、ジョセフ・リスターは、石炭酸溶液による消毒法を開発し、近代外科手術に大きく貢献した。また、ロベルト・コッホは近代細菌学の祖ともいわれるように、結核菌、コレラ菌の発見およびツベルクリンの発見などにより医学に貢献した。

　最後に、ウィリアム・レントゲンは1859年にX線を発見。

　このように、この時代は、細胞や細菌の発見、病気は細菌によって起こること、消毒法の開発や、X線の発見など医学的には大きな進展がみられた。後の公衆衛生学の発展や予防医学の進歩に大きく貢献したのであった。

文献

1）アンドレ・モロワ 水野成夫他：英国史 新潮社 1958　p66

2）フリードリッヒ・エンゲルス 武田隆夫訳：イギリスにおける労働者階級の状態 新潮社 1960　p59

3）フローレンス・ナイチンゲール 小林章夫・竹内喜恵訳：看護覚え書 2006　p9

4）セシル・ウーダム・スミス 成山満智子・小南吉彦訳：フローレンス・ナイチンゲールの生涯 現代社 1981

5）前掲書4）p170

6）前掲書4）

7）湯槇ます監訳：ナイチンゲール著作集第2巻　現代社 1974　p326-327

8）Florence Nightingale：Florence Nightingale F publication Ltd. 1988 p15

第2章 「救貧法」と救貧院（第30回例会活動内容）

1．研修内容

1）救貧法

（1）救貧法制度化における貧民

　まず、貧民とは働く貧民を意味した。そのうち、有能貧民とは働ける貧民のことで働くことのできない貧民は無能貧民と呼ばれ、この2通りがあった。無能貧民には身体障害者や老人なども含めている。

　また、貧民対策は、「院内救済」と「院外救済」に区別できる。「院内救済」とは救貧院におけるケアのことで、「院外救済」とは在宅で金品の支給を受ける仕組みである。これが救貧法の中で具体的に利用されていくことになる。

（2）絶対王政化の貧民対策

　中世封建社会は、直接生産者である農奴や職人がもつ生産手段と労働力とを結合させて、生産活動をしつつ、領主の支配のもとで従属するという社会関係をもとに存在する社会であった。農奴は領主にとっては土地付きの財産であり、生活費用の大切な源泉であった。戦争や凶作、伝染病などが起きた時には、領主が農奴を保護する対策を打ち出していた。老人や心身障害者、親を失った子供や病人等もこの仕組みの中で救済されていたのである。また、この頃、教会は、絶大な権力組織を形成していたが、教区を通して貧民救済に従事した。

　そして、救貧院や救済院が建設され、中世封建社会における貧民救済に貢献したのであった。ところが、封建社会が解体し始めると大量の貧民や浮浪者が多く生み出されるようになり、救済システムは、機能しなくなっていくのである。こうして大きく貧民問題が発生したのである。そこで絶対王政は乞食や浮浪者を禁止し、処罰すると同時に、彼らを出身地に強制的に送還し、働ける者に対する就業の強制や、無能力貧民の救済を規定した成文法が制定されたが、これが救貧法である。

（3）「救貧法」の流れ

①　まず始まりは1531年法

この法律は、浮浪の禁止、乞食を労働不能の者と労働可能な物に区分し、前者には乞食の許可を与え、許可証を持たない乞食は処罰した。後者には出身地か最近 3 年間住んでいた所に送還すると規定されていた。

②　1536年法の制定

この法のもとでは①乞食の禁止、②組織的徴収と老人、無能力者への分配、③労働可能者の労働意欲ある者とない者に分類、前者への仕事の提供と後者の処罰、④貧窮児童に対する徒弟の規制であった。

この後も「救貧法」は改正され、拡大されていった。貧民救済も整備され発展していった。

③　1601年のエリザベス救貧法

エリザベス救貧法は、これまで発展してきた貧民救済を集大成するものであった。

この法律以降は、貧民を働ける貧民と働くことのできない貧民に区別し、働くことのできない貧民は、公共的な管理のもとで建てられた救貧院に集められるか院外救済が行われた。そして貧窮児童は、教区の役員によって徒弟に出されるものであった。

こうしてこの時代は、働けるか働けないかとは関係なく、貧民は抑制と保護の二重の手段で統治されていたと言うことができるのである。

エリザベス救貧法のもとで次のような規定[1] をもって成立したということで、少し長くなるがその内容についてあげておく。

①　各教区の協会役員及び 2 人以上の治安判事の署名、捺印により毎年任命される有力な世帯主をその教区の貧民監督官と呼ぶ。

②　みずからを維持し、生計の糧を得るべき日常の生業をもたないところの既婚、未婚のすべての人々を就業せしめること。

③　在地の教区牧師、同教区内の在地牧師、その他、土地・家屋の占有者、聖俗の10分の 1 納税収得者、炭坑所有者、販売用木材所有者に対し課税を行う。

④　貧民を就業させるために、適当と考える十分な額の貨幣を与えて、麻、大麻、羊毛、糸、鉄、その他の必要なる製品および原料を準備すること。

⑤　肢体障害者、無能者、老人、盲人、貧乏な労働不能者の救済とかかる人びとの子どもを徒弟に出すために十分な額の貨幣を、当該教区の能力に応じて教区より徴収すること。

⑥　その両親が、子どもが養えないと考えられるすべての子どもを徒弟とし、彼らが24才になるまで、女子の場合は21歳または結婚までこれを続けさせること。

（4）1722年制定の「労役場テスト法」の実施

　貧民の有効な雇用について実行に移したのは、トーマス・ファーミンとジョン・ケアリーであったが、各々労役場を経営した。しかし、いづれも失敗に終わっている。彼らは、労役可能な貧民（有能貧民）を労役場に収容して就業させることによって救済費を減少できることがわかり、この労役場制度の成果を継承していくことで1722年に実施された。この制度は各教区の貧民救済をより容易にするためのものであった。その規定の内容[2]は、次のようであった。

　　①　いずれの教区も、貧民を住まわせ、管理し、扶養し、雇用し、彼らの労働の利益を収受するために家屋を購入し、あるいは賃借することができる。

　　②　また、同じ目的のために教区は何人とも請負契約を結ぶことができる。

　　③　右の家屋を持った教区において、そこに収容されることを拒む者は、救済登録簿から削除され、救済を請求しあるいはそれを受ける資格を喪失する。

　こうした現制で設立された労役場数は、1732年までにロンドン地区でおよそ55、地方で約60に達した。

　しかし、この労役場は救済費の節減にあったことからそこでの労働と生活は、悲惨を極めたと言われている。そして、まるで「恐怖の家」となり、やがてあらゆる貧民を収容する混合労役場になっていったのである。労役場での生活は悲惨で、すべての貧民、男女、老人、病人、乞食も売春婦も無差別に収容され、就労させられていったのである。そして、こんなひどい状況にあるのに、当時は最も有効な貧民救済であると考えられていたのであった。

　イギリスの救貧対策は、ワーク・ハウスの活用によって貧民救済の抑制と貧民を労働者として育成するために行われてきたものの、産業革命で、貧民がすさまじい勢いで増加して、これまでの貧民救済対策では対処できない状況になってきたのであった。1782年には、ワーク・ハウスを「老齢・疾病・虚弱者」や孤児たちの収容施設とし、労働能力のある貧民に対しては、低賃金で、窮乏している人には救貧税から賃金補助を与え、職のない者には教区の周辺で雇用の斡旋をしていわゆる「院外救済」を認めたギルバート法が制定された。（右田紀久恵他：社会福祉の歴史より）、ギルバート法による「院外救済」も成果を得ることができなかった。その後も、さまざまな制度が制定されたものの、旧救済法は解体の一途をたどるのである。

（5）マルサスの「人口論」の登場

　マルサスは、「イギリスの救貧法は、人口を支えるにたりるだけの食料を生産しないで人口を増加させてきた。また、救貧法による貧民への扶助は、勤勉で大切な人々の分け前を少なくさせ、独立のできない人を増加させるという欠陥をもっている」[3]と述べている。そして、イギリスに起きている貧困は、個人的な怠惰や不注意によって引き起こったものであり、公的な救済は、これらのことを一層助長することであり、有害無益なものであるというのである。このようなマルサスの理

論に対して支配階級は救貧法改正の方向に向かっていくのであった。

（6）1834年「新救貧法」の設立

　全体で110か条を超える条文から成る「新救済法」が成立した。この救済法も厳しいもので、その状況はディケンズの「オリヴァー・ツイスト」などを読むと分かるように、「新救済法」への痛烈な告発がなされたことでも理解できる。

　新救済法反対運動が起こり、救貧法委員たちの政策にも大きな影響を与えるようになり、ワーク・ハウスでの「院内救済」が、機能しなくなっていくのである。

（7）救貧法対制の解体

　さまざまに変化しながら続いてきた「救貧法」も、その制度の行き詰まりを来たし崩壊していった。

2）救貧院

　救貧院については、第1章で述べているので省略する。

文献

　1）右田紀久恵・高澤武司他：社会福祉の歴史 有斐閣 2012　p32-33

　2）前掲書1）p39

　3）前掲書1）p50

2．研究会における討論・学び・気づき

・この時代は産業革命の時代で、仕事は大都市集中型で織物業などさまざまな製造業が増えている。そのため、農業しかしたことがない人でも、何らかの資格や技術を持っていなかったとしても、働ける貧民は雇ってもらうことが出来た。しかし、都市の大企業は多くなり、就職口は増えたが、あまりにも短期間に集中したことで、雇える人数に限りが生じた。その結果、貧民の中でも最下層の人たちは雇ってもらうことが出来なかったのだろう。そういった人たちの生活の保障はなく、盗んで食べ物を手に入れるような状況であった。上流階級の人たちは大きな農園や工場を持つが基本的に仕事をせず、夫人は社交界に興じていた。上層と下層の差がとてもはっきりしていた時代だったことがわかる。貧困者は狭い所で食べ物もなく、今は想像できない生活であることが理解できた。この状況を改善していくナイチンゲールの働きかけにとても興味が湧いた。

・救貧院のような劣悪な環境では、病気の人が寝たきりになってしまうということが容易に想像できる。これまで学んできた『看護覚え書』や『病院覚え書』でのナイチンゲールの提言に繋がることがわかった。また、『看護覚え書』や『病院覚え書』で学んだように、ナイチンゲールは〝教

育者"や"統計学者"といった多くの才能を持つと言われているが、看護だけではなく、手洗いなど衛生改革者として一般の人たちにまで目を向けている。時代を変えていくナイチンゲールの偉大さを痛感した。

・ナイチンゲールは、病院の環境という狭い範囲だけでなく、ロンドンの環境を広い視点で見ていることがわかった。働く人たちは、手足が動かせるだけで栄養状態は悪かったのだと思う。こういった人たちはより感染しやすい状況だっただろう。救貧院に入ったとしても、治療もされず回復することもない、ただ終末がくるだけである。また、社会からも切り離され、娯楽もなく、高齢者も子どもも人生を終えていくという時代であった。これを当たり前とせず、このような世の中を変えていく、またどのように変えるのかイメージまでできており、ナイチンゲールの先見の明には驚くばかりである。看護の視点だけではなく、貧困者それぞれの自立を目指すというのが印象的だった。ナイチンゲールの見る目の確かさを知り、これまでに残してもらったものをしっかりと学んでいきたい。

・以前、黒柳徹子さんの海外活動の画像を見たことがあり、そこには、頬はこけ骨と皮だけの子どもが映っていた。またタイ旅行の経験では、都会から一歩入ると、物売りの子どもたちが観光客にむらがって来て、貧富の差を強く感じた。人は産まれる場所を選ぶことができない。子どもはなすすべもなく、ただ運命を受け入れていくしかない。国や時代背景によりこのような違いがあることを、ナイチンゲールは気づかせてくれた。参加者の学びや感想を聞くことで、この短い時間に多くの学びがあり素晴らしいことだと思った。大切なことをみんなで共有できる時間をありがたく思う。ナイチンゲールが言いたかったことは、つまり、福祉と看護の理念、人間とは何か、生きること、生活すること、健康のことではないだろうか。ナイチンゲールが看護職であったことが私たちにとってとても喜ばしいことである。

・この時代は、感染症が発見されるなど近代医学の芽生えの時期であるが、この本の中では医学についてはあまり書かれていない。どう生活していくか、その人らしく自立していく、そのための福祉や環境について考えられている。やはり医学と看護は出発点が違うことがわかる。混沌とした時代の中で、看護の方向、福祉の方向を見越していくことが重要である。ナイチンゲールが残してくれたものを活かしていきたい。

3．研究会における学び・感想

1）『看護覚え書』『病院覚え書』『救貧覚え書』からの学び

桶河　華代

「ナイチンゲール看護研究会・滋賀」（以下、研究会という）は、臨床看護師や看護管理者、看護教育者、看護学生を対象に自主的研究会として活動を開始した。目的は、"ナイチンゲール看護思想を実践に活かそう"という趣旨である。近代看護の創始者であるフローレンス・ナイチンゲールがクリミア戦争から帰還して、およそ150編もの論文をまとめている。その著作の代表的なものに『看護覚え書』がある。これは看護をテーマとした著作で、1859年の発刊とともに現在に至るまで看護の世界において読み継がれ、研究もされ続けている。

研究会でも『看護覚え書』を初めの教材として2015年10月～2018年5月の例会で読み解いた。「看護とは、新鮮な空気、陽光、暖かさ、清潔さ、静かさなどを適切に整え、これらを活かして用いること、また食事内容を適切に選択し適切に与えること、こういったことのすべてを患者の生命力の消耗を最小にするように整えること、を意味すべきである」[1] というナイチンゲールの言葉を繰り返し、「看護とは」を問うてきた。また、環境を整えることの重要性、換気の必要性、看護師に必要なものをもう一度学びなおすことで、現在の看護に足りないものを考える機会を得た。そして、看護実践の中でナイチンゲール看護思想を看護実践に活かすことを実現する場面も報告されてきた。

次に、『病院覚え書』を教材として2018年6月～2019年7月の例会で利用し、看護の視点で病院を見直すことを目的とした。その冒頭には、「病院が備えているべき第一の必要条件は、病院は病人に害を与えないことである」[2] と看護職にとってショッキングな言葉から始まっていた。その内容には、回復期病棟や小児病棟を一般病棟と分けることを提示している。そのことは、医療需要の高度化・多様化に対応し、患者の要望に適切に応えていくため、現行の一般病床を急性期病床と慢性期病床に区分し、患者の状態にふさわしい医療を適切な療養環境の下で効率的に提供していけるような体制の確保を図る意味でも現在に近いものである。また、換気の方法に関して設計時に設備設計との整合性を十分に取る必要がある。これらのことを勤務する、実習に行く病院を考えて、ホテルのような設計になっていたり、入院人数を確保するために高層になっていたり、東西南北も全く考えていなかったりと、第一条件である「患者に害を与えないこと」を真摯に受け止める結果となった。

しかし、ナイチンゲールが取り組んだものには、看護の領域の外に英国陸軍の衛生問題、インドおよび植民地の衛生と福祉、社会起業家、統計学者、看護教育学者などの偉業がある。その中でも『救貧覚え書』は、19世紀の英国がかかえていた貧困をナイチンゲールが社会福祉の視点で見つめていたかを知る上で貴重な文献である。『救貧覚え書』のなかで最も改革をする必要があったのは、まずは、「あらゆる病人（働く能力のない人々）に、彼らが治療や世話を受けられるような場所を

提供して、彼ら全員を救貧院からそこへ移すことである」[3] という。その次には、「飢餓状態にある人々に、彼らが自活していけるように、その方法を教えることである」[4] という。つまりは、自活への道は、読み、書き、計算といった文字を教えたり、自然の法則を教えたりする "教育が必要だ" といっている。これは、ナイチンゲールが、全ての英国民が「健康的な暮らしを取り戻させること」、ひいてはイギリスの貧民を救おうとしていることを目指している。

　これら三大覚え書である『看護覚え書』『病院覚え書』『救貧覚え書』からの学びとして、貧困に対してお金だけを与えても自立にはならない、つまりは発展途上国に高級な魚を与えるのではなく、魚の取り方を教えることが自立となり、今後の生活（暮し）が豊かとなるということである。ナイチンゲールの当時の視点は、今日の「社会福祉思想」の中心を表しているように思われる。現代の福祉を100年以上も前に先駆的に考えられたものであることがナイチンゲールの素晴らしさである。これから、『救貧覚え書』と読み進めることで社会福祉の知識を深めていきたいと思う。

文献

　1) Florence Nightingale. 小林章夫他訳：看護覚え書 うぶすな出版 東京 1863/2015 p3

　2) Florence Nightingale 小玉加津子・薄井坦子訳：ナイチンゲール著作集第2巻　病院覚え書　現代社　東京 1863/2001　p185

　3) Florence Nightingale 金井一薫訳：ケアの原型論　救貧覚え書　現代社　東京 1869/1998　p240

　4) 前掲書3) p240

2) 『救貧覚え書』を学ぶにあたって
──イギリスの貧民対策「救貧法」と「救貧院」を知る──

髙島　留美

　大学院で看護理論を受講したとき、私がはじめに学んだのは、理論家の活躍した時代背景を知ることで看護思想を理解することができるということである。看護理論を学ぶには、単に文献をもとに理論を理解や看護展開することではなく、その理論家自身を知ることからはじまる。

　このナイチンゲール看護研究会では、これまでに『看護覚え書』『病院覚え書』について単に書籍を読み内容を学習するだけでなく、社会情勢や動向についても造詣が深い城ケ端先生のご講義のもと学習してきた。『看護覚え書』からみる時代背景は、19世紀のイギリスとして、「産業革命以降の社会の衛生状態はひどく、労働者の健康に大きな影響を与えることになりました」[1] と、当時のイギリスの労働者の問題点として、都市に集中した労働者たちの生活環境の劣悪さ（日光があたらない・不十分な排水設備・貧しい食事など）を知った。そこから、ナイチンゲールは、住居の衛生

について、あまりに有名な 5 つ必須要素、清潔な空気、正常な水、効率のよい排水、清潔、陽光を掲げたのである。『病院覚え書』では、「病院の衛生状態の悪さから多くの死亡者や感染者などいわゆる病院病を起こしている」[2] とし、病院の構造の欠陥を指摘し、空気や陽光、下水設備だけでなくパビリオン（病棟）の配置や床材など具体的な病院設計に着手した。

　例会では、今回の教材『救貧覚え書』についても、その理解のため「救貧法」を知ることからはじまる。イギリスの貧民対策は何度も改正され拡大されている。1531 年には浮浪の禁止や労働可能な乞食には処罰とし、1536 年には、労働意欲がないものには処罰を下すなどであった。そして、1601 年のエリザベス救貧法からワークハウス（救貧院）により管理されるようになり、「働けるか、働けないかを問わず貧民は抑圧と保護の二重の手段によって統治されていた」[3]。以上のようなイギリスの貧民対策の経緯をみると、政府の考えの根底には、"働かない人" は、その人個人の労働意欲の欠如により "怠けている" と考えていたため、長期にわたりこのような救貧行政が続いたのであろう。そして、ワークハウス（救貧院）での労働に対してのみの救済を限定することによって、過酷な労働を嫌って一般の労働市場で働くようになり、貧民（生活困窮者）が減るのだと、ある意味 "処罰" をもって対処する方法を考えたように思う。しかしこの政策の結果は、貧困者が増大（ロンドンでは 10 年間で 2 倍）の一歩をたどることとなってしまった。

　救貧院での生活を想像すると、凄まじい光景が目に浮かぶ。資料の挿し絵（「ホワイトチャペル地区にあった救世軍の困窮婦人用の収容施設」）からも分かるように、すし詰め状態の病人たちはベッド限られており複数で使用するか床板の上で眠り、感染症もそうでない患者も同じ部屋である。不十分な換気や風は当たりすぎ、室内便器で物を洗う、トイレの排水溝はタオルや紙で詰まってしまうという現状とのことであった。このような生活であれば、おそらく日常的にも人としての扱いを受けず、争いごとも多く、いつも何かに脅え未来への希望をもたないまま亡くなる人も多かっただろう。救貧院は、「貧困者の監獄」と呼ばれていたが、監獄の方がまだ良い方かもしれない状況が想像される。上流階級の娘であった若かりしナイチンゲールは、1842 年リハースト滞在中に、救貧院のような農民（貧民）小屋を訪れその現状を目にしたことで、「私の心は人びとの苦しみを想うと真っ暗になり、それが四六時中、前から後ろから私に付き纏って離れない。まったく片寄った見方かもしれないが、私にはもう他のことは何も考えられない。詩人たちが謳い上げるこの世の栄光も、私にはすべて偽りとしか思えない。目に映る人びとは皆、不安や貧困や病気に蝕まれている」[4]と自分の天命がこの世の悲惨な人びとの中にあることを悟り、その後、看護師になる決心をする。そしてその活躍は、病院や戦地、軍人たちの衛生などを経て、地域看護として劣悪な状況である救貧院の改革へと繋がったことは、至極当然なことなのであろう。

　これまでに研究会で学んだ『看護覚え書』『病院覚え書』、そして、今回の救貧法と救貧院、時代背景との関連を知ることで、その後のナイチンゲールの、緻密で具体的な救貧院改革の思想について、想いを馳せ、胸を高鳴らせ、より理解を深めることに繋がるのである。

文献

1）城ケ端初子：ナイチンゲール賛歌 サイオ出版 2015　p9

2）前掲書1）p25

3）ナイチンゲール看護研究会・滋賀 7 月例会 資料　p1-3

4）セシル・ウーダム-スミス 武山満智子・小南吉彦訳：フローレンス・ナイチンゲールの生涯（上巻）現代社　1981　p62

第3章　『救貧覚え書』における慈善事業と貧民のとらえ方

（第31回例会活動内容）

1．研修内容

　『救貧覚え書』は、1869年 3 月にフレーザース・マガジン誌に掲載されたもので、ナイチンゲールの40歳代の論文である。『救貧覚え書』が書かれたこの年代は、イギリスにおける救貧行政が行き詰まりを見せた時期であり、その打開策と考え方の基本が書かれた論文である。

　以下、『救貧覚え書』の書かれた時代背景を知り、貧民や救貧院の生活実態を研究会参加者と共に読み解くことより始めた。

　この時代の救貧事業に対するナイチンゲールの声に耳を傾けたい。

　この『救貧覚え書』が書かれた頃のロンドンでは「救貧法」および慈善事業に毎年700万ポンド（現在は 1 ポンドは139.93円）が使われている現状にある。しかし、これだけ投資していてもその結果はひどい状況にある。どのような結果であるかといえば、救済の対象である貧民の数は、増大し続け、ロンドンの貧民は、過去10年をみると 2 倍にも増加している状況である。この状況は、あまりにも切迫した惨状であるので、この事態がどの方向に向かっているのかをじっくり見つめなければ、さらに出費をすることも現在の出費をそのまま認めることも、あるいは拒否することも出来なくなっている。もはや救貧法を制定した当局すら対策がない現状とある。

1）「救貧法」における慈善事業について

（1）慈善事業に当って考えること

　ナイチンゲールが、「第一に考えなければならないことは、神とすべての人間が同じ絆で結ばれているということである」と述べている。従って、精神的に弱い老人や、貧しいがゆえにうす汚れた子ども達を、虐待や無視したりすることは、神に対する反逆に当たると言うのである。つまり、神を愛することは人を愛することであるという。しかし、人々を貧困状態に陥れることがあるとそ

れは神も人々をも愛しているとは言えないことになると。

（2）健康な貧民を自立させること

次に貧民の自立について次のように述べている。

有能貧民（元気で動ける貧困者）に対しては、方法を考えれば自立できるものである。そこで、まずすべきことは、あらゆる病人（働く能力のない人々）に対しては、治療や世話が受けられる場所を提供し、全員救貧院からそこに移すことであると述べている。救貧院の実状は、相当に厳しく、治療やケアを受けられる場所ではなく、単に収容されているといった状況で入所していても、個人にとってのメリットはほとんどない場所になっていた。そこでまず、救貧院より外に出ることを考えたものと思われる。

さらに、飢餓状態にある人々が自活していけるように、具体的な方法を教えることである。飢餓状態にあるという理由で、これらの人々を罰してはいけないという。当時は貧困や飢餓にある人々は、怠惰でだらしない暮らしをしていて、自分からその境遇に落ちたものであるという、社会の厳しい見方がされていたのである。貧民は、絶えず飢餓状態にあり、自活できるようにすることは、かなり厳しいものである。とにかく、教育・訓練の方法によって救済していく方向を考えることだと考えたものと思われる。

（3）自立への道

では、自活への道はどうあるべきなのか？

それには、教育によって行われる必要があるが、その教育は一般的、概念的なものでは役立たないので、①３つの"R"で教えることであると述べている。その３つのRとはreading（読み）、writing（書き）、arithmetic（計算）であると示している。

わが国でも、明治時代に庶民の教育でまず、実生活で役立つものとして、「読み、書き、算盤」を教え訓練する必要性が説かれ、実践されたことも、ここに通じていると思われる。洋の東西を問わず、時代を超えて提唱されたものと思われる。

他の１つは、②自然の法則をおしえることである。

以上からナイチンゲールの貧民救済については次の３点になる。

病人、老人、障害者、子ども達を有能貧民（働ける人々）と区別して、これらの人々を救貧院から出して、必要な治療や教育やケアを与えるべきである。

次に、有能貧民（働ける貧民）に対する救済方法は、彼らが自立できるように、具体的な方法をもって教育することである。

さらに、貧困や飢餓状態にある貧民に対して、差別や偏見をもってはいけない。

（4）救済事業を行ってきた人々をいくつか例示

◎シャルマーニュ（Charlemagne）大帝、人々が読み書きできない時代に市民政治を樹立

シャルマーニュ大帝は、クランク王国カロリング朝の王で768年に即位した。

「ザクセン、イスラム、ランゴバルトなどを討って版図をフランスから東部ヨーロッパ・イタリアに拡げ、800年ローマ教会から（西）ローマ皇帝の冠を受けた。法制を確立、商工業および学芸・教育を奨励」（広辞苑から）

・法制を確立、商工業および学芸・教育を奨励した。

・自然の法則を教育

・人はいかに生きるべきかを説く

◎貧困者に自立した生き方を教える

・クレルヴォー（Clairvaux）の聖ベルナール（Bernard de Clairvaux）

聖ベルナールはフランス中世の聖職者で聖人である

クレルヴォーに大修道院を創設。神との神秘的合一の説は、アベラールの合理説と対立（広辞苑より）

聖ベルナールは、初期ベネディクト修道会で同様の方式で貧困者が自立できる生き方を教えた。

ベネディクト修道会とは、「ベネディクトウスの修道規則を守る修道会で、清貧・貞潔・従順を誓い、専ら祈りと労働に従事、中世において学問と文化の保存・普及に貢献」（広辞苑より）したのである。

ベネディクト修道会の修道士は、略奪が当り前のような場所にあって、環境に染まらず、自ら働き、他の人にも働くことを勧め、自分達の仲間になるように誘ったという。修道士自身が清貧、貞節、従順を誓って祈りと労働に明け暮れ、回りの人々へ影響力を及ぼし、人の生きるべき道を指し示したものであろうと思われる。

また、このクレルヴォーは、移民村であったので、そこに住むことで、学習の場になり農業や大工仕事や鍛冶屋の仕事、その他の仕事においても学べる環境にあった。

このように初期の修道院の救済活動は、すべての貧困者たちに対して行われ、多くを学ばせたものの、自活していける方法については、絶えず教えていかなければならなかったのである。

（5）慈善事業と役人たちの責任

政府の役人達が自分達の責任を部下の責任とするような体制にあっては、それは、人件費にお金を注ぎ込むようなものである。従って、適切な目的のもとで、責任をどのように果たしていくのかが、問われなければならない。ただ、この時代は貧困や飢餓などは社会悪とした一般の人々の見方、

捉え方も考慮に入れる必要があると思われるが。

2．研究会における討論・学び・気づき

・年金は年々下がっていく現状である。年金制度には、積立方式と賦課（ふか）方式とがある。積立方式とは若い現役時代に払い込んだ金を積み立て、老後にそのお金を受け取る仕組みであり、賦課方式とは、働く現在現役の人が払い込んだ金を現在の高齢者に支給する仕組みである。この賦課方式によって「世代間扶養」が実現できるメリットがある。現在の日本は、賦課方式をとっているため、少子高齢化のために高齢者を支える若者がいなくなるのに、年金はどうなっていくのだろうかと考える。

・世の中で最良の仕事というのは、お金をもらって行う仕事だとされている。仕事は人間としての役割である。貧困と飢餓に関しては社会が作り出したものであるので、冷たい目でみるのではなくて、具体的に規律と勤勉さを教えて、自立を導いていけるようにするべきである。すべての問題を見て見ぬふりをしてはいけない。特に、貧困の人々はこのような助けが緊急に必要とされている。今の日本は、ナイチンゲールが生きた時代と異なり、制度が整いつつあるのではないかと思う。

・イースト・エンドは非常に貧困層が多く、特に冬は寒さで飢えも加わる。この地区では主に工場で働く職を提供できたのはよいが、寒い冬に失業者も多くなってしまう。ワシントンDCを訪れた時も、貧困層が住む居住地があり、高級住宅街と対比されている。寒さで病気になっても、日本のような皆保険制度はなく、民間の保険に入ることができない貧困層は医療を受けることができずに亡くなるしかない。ナイチンゲールはいつも貧困層まで救おうとしていた。日本の皆保険制度を知れば、称賛してくれるのか、いや、まだまだ不備があることと指摘されるのかもしれない。

・2週間前までドイツと湖水地方へ研修にいっていた。ナイチンゲールが1851年当時、学んだといわれるドイツのカイゼルスベルト学園を見学した。そこでは、救貧院、乳児院、障害者等の施設が一体化していた。ナイチンゲールはドイツの看護師教育や施設の知識をイギリスにもち返ったと思うので、『救貧覚え書』にもそのあたりのことが記述されているのでないかと思う。また、イギリスの医療（Healthcare in the United Kingdom）では、単一支払者制度によるユニバーサルヘルスケアが実現されており、主に国民保健サービス（NHS）によって税金を原資とした公費負担医療として提供されていた。湖水地方での研修であったが、NHSが活用されていた。

・『救貧覚え書』では、人を人間としてしっかりとナイチンゲールがみているのが凄い。それを具体的に、どうしていけばよいのか、どうすれば貧困者をすくうことができるのかを社会の問題として考えている。ナイチンゲールは、『看護覚え書』を中心に看護教育、看護管理だけでなく、『病院覚え書』では建築家として、そして『救貧覚え書』では、政治を見据えてみている。当然であるが、人々が働かなくてもよいとは考えていない。日本での自立支援というと生活保護法である

が、介護保険法も自立支援をうたっている。ということは、介護にもかかわる大きな問題を150年前から述べており、施設看護より在宅看護のあり方を望む思想が今日につながっていると思われる。

・『救貧覚え書』とうネーミングから救貧法というだけでなく、貧困を救うマクロなところから、どうしていけばよいのかというミクロなことまでしっかり考えられていると思う。日本では「8050問題」という、「80」代の親が「50」代の子どもの生活を支えるという問題がある。背景にあるのは子どもの「ひきこもり」である。1980年代〜90年代には若者の問題とされていたが、約30年が経ち、当時の若者が40代から50代、その親が70代から80代となった。現在は、こうした親子が社会的に孤立し、生活が立ち行かなくなる深刻なケースが目立ちはじめている現状を考えなくてはいけないと思う。

・大阪の西成区の人たちの現状を見て、個人が悪いのか、社会が悪いのか、どう考えていけばよいのかを考える機会があった。それは、発展途上国に日本がお金を出すだけではなく、どうしたら貧困を救えるのか、ナイチンゲールのようにどうしたら良い支援になるのか考える必要がある。また、教育の大切さ、自分の面倒はみることが改めて大事であることを思った。病院にかからない、生命保険を使わない、自分の免疫力を高めることで社会貢献ができていると思う。

・看護の社会的地位は給料で評価することもできる。30年ほど前にアメリカに留学していた当時、アメリカの看護師は日本の看護師と比べると3倍の月給であった。アメリカでは病棟で起こったことの多くを看護職の責任とみることが多く、責任の違いが給料の違いかと思い知ることができた。専門職として、今後、日本の看護職の給料が安定するために粘り強く活躍していきたいと思う。

3．研究会における学び・感想
1）仕事は人生を変える 〜『救貧覚え書』から学ぶ仕事の意味〜

小島　唯

『救貧覚え書』は、ナイチンゲールの40歳代最後の著書であり、当時の救貧行政や救貧法に関すること、貧困問題の打開策が記されています。貧民とは、病気などにより働く能力のない人ばかりではありません。地域環境や、教育を受けていないこと、そして低賃金の労働を選択せざるを得ない社会環境により、働けるのに貧困から抜け出せない人がいるのです。ナイチンゲールは、貧困と飢餓のことを社会悪と呼んでいます。彼女は、救貧院にいる人々を2つの場に分割すべきだと述べています。1つは、今でいう病院のように病気をもつ人を治療・世話をする場、もう1つは、働く能力のある人を自立させる場です。彼女は貧困という社会問題を根幹から捉え、貧しい人々に自立する方法を教えることの必要性を、訴えているのです。彼女は、貧困の連鎖を断ち切るには読み・書き・そろばんの他、働き方を教えることが必要だと述べています。そして、単に慈善事業へ資金

を費やすことや、その場しのぎの低賃金の労働を与えるだけでは、貧困の打開ができないことを記しています。また、神を愛することと人々を愛することは同じであることを強調しています。

　当時は、飢えているのはその人たちのせいだと考えられ、見て見ぬふりをされる現状があったそうです。貧困は社会全体が生んだ問題であり、その解決は一部の慈善事業者のみに委ねられるものではありません。ましてや、飢餓状態にあるからとその人を罰したり見ないようにしたりしても、貧困問題の改善において何の貢献にもならないことは明らかです。彼女は、どんな人も神のように尊重するという立場を示しています。これは人に何かを与えたりケアをしたりする上で、基本の考え方になると私は思います。

　　貧困から人々が抜け出すためには、規律と勤勉さを教え、自立の方向に導く必要があるという考えから、以前に学んでいた『看護覚え書』や『病院覚え書』とも共通する、彼女の信念を感じ取ることができました。それは、対象となる人が本当に必要とする支援をする、ということです。仕事を探す能力が不足しているために貧困に陥っている人々は、仕事を見つける援助が行われることで、自立できるのです。仕事を探すためには、自分の能力を知り、アピールできることが重要になると思います。ナイチンゲールは、それは特殊なものであり教育の結果であると記しています。職業の選択には自由と責任が伴いますが、その過程や働くことから人間は成長できると考えられます。仕事を通して規律やコミュニケーションなど様々なことを学び、生活費を稼ぐことで自信がつきます。そして社会にとっても、就労者の確保は発展の土台となるのです。

　私は、今後も自律性を忘れずに、仕事をしていきたいと考えます。言われてするのではなく、自ら考え、率先して行動したいと思います。そのためには向上心をもち、学習を続けていくことが重要です。ナイチンゲール研究会で初心に立ち戻り、参加者の皆さんと意見交換をすることも、私にとって貴重な学びの機会です。たとえば救貧法に書かれていた「神を愛するように人々を愛する」という観点は、仕事で迷った時にすべきことを判断する指針になると思います。今後も専門職としての誇りと責任をもち、自分を高めていきたいと考えます。

２）「ナイチンゲール看護研究会・滋賀」──時代背景をフーコーの視点で捉えてみる──

田村　好規

　ナイチンゲールが『救貧覚え書』を書いた頃の時代背景に非常に関心を持ちました。

　貧窮者が多い中、救貧院に入れられた人々は生きる希望が持てなかったと思います。こういった生活を続けていると人間は自我を保てなくなり、本能に従って生きる度合いが強くなります。このため、犯罪が多発し治安は悪くなる一方です。また、罪を犯さなくても、仕事をする意欲はなくなり、自立することが難しくなります。当時の行政の政策は悪循環を招いていたと言えるでしょう。

フランスの哲学者でミシェル・フーコーという人物がいます。彼の監獄に関する洞察は自我や理性を知る点で非常に参考になります。自己管理システム（パノプティコンと言います）は自分の中に「監視者」の目を作り、もう一人の自分に目を光らせます。そのシステムをもう少し説明します。円形状に造られた監獄があります。投獄された犯罪者は円に沿った部屋に入れられ、監視者は円の中心にいます。つまり、中心にいる監視者は一人で投獄された人々を監視することが可能な構造になっています。監視者から投獄者を見ることは可能ですが、投獄者が監視者を見ることはできません。

こうした環境で生活していると、投獄者は監視者が見ていなくても規則正しい生活を送るようになります。「自分の中に監視者」をつくるわけです。

一般の人々は監獄に入るまでもなく、教育の中で自分の中に監視者をつくり、本能のままに生きないよう自我を働かせています。当時のロンドンではあまりにも環境が劣悪であるため自我を働かせることができない人々が多かったと想像します。

ここで必要となるのが「自活への道」です。自我や理性は「環境」だけでなく「言葉」によっても創られるため、3つのR（reading：読み、writing：書き、arithmetic：計算を示す）は理にかなった政策だと思いました。

第4章　貧困状態を招いている貧民の救済（第32回例会活動内容）

1．研修内容
1）人間にとって働くということは、きわめて重要である

働くことの第1の意義は、自分で自分のことの面倒をみるということである（自立）。しかし、働こうとしても仕事がないこともある。そんな状況の中でも巨大な産業機構の中で、ある特殊部分で仕事をすること、支持されて働くことに慣れてしまったために、仕事がなく働けない現実の中でも、彼らは何をどうすればよいのかさえも分からない状態にあるとナイチンゲールは述べている。つまり、自立は大事であるが、こうした人々は自立に向けて何をどのようにしていけばよいのかさえ分からずにいる現在であるというのである。こうした人々を規律と勤勉を教え自立の方向に導くことができるのであろうか？そのためにはまず、現在の状況を報告書のように形にまとめて世間の人々に公表することである。そこから実践につなげていくことではないか。

働ける貧民の救済は、彼らが自立できるようにすることが援助の目的であるから、そこに向けての方法を教えこむことが必要であるとナイチンゲールは述べているのである。そして、一般社会の人々は、貧困や飢餓に対して見て見ぬふりをしてはならないし、こうした人々に対して、懲らしめるのではなく、自立するための方法を教えこむことである、と。

救貧法は自分の力で仕事を見つけて働くといった自発的な労働者数を増やす目的であったのに、現在のイギリスでは、この法律の効力は、完全に失ったというのが現状であるとナイチンゲールは

述べている。

2）労働者の雇用

　ナイチンゲールは言う。

　政府はもっと労働者の雇用を促進するように努力すべきである。

　労働者は、自分の好きな所で、好きな時、好きなように働く権利を与えなければならないと思えるものの、現実はその逆で、貧しいが故に救貧院に入所する人を増加させているのである。

　さらに、労働者が雇用主と賃金交渉できるような法律を作ることも可能ではないかとまで、ナイチンゲールは言っているのであるが、結局、労働者に対しては、その仕事の価値に相当する賃金を支払ったほうが、常に安くあがる。これは、経験豊かな人々にはすでに分かっていることである。

　低賃金しか支払わないと、結局高くつくことになるとナイチンゲールは述べている。つまり、労働者の労働を正当に評価し賃金を支払うほうが、安くたたいて賃金を支払うことよりも、成果があがるということである。

3）貧しい子どもの救済

　救貧活動を展開してきた組織（例）

　救貧法では路上をうろつく孤児が一人もいてはならないと明記されているが、ロンドンでは10万人もの孤児たちがいる現実。こうした子どもを救済する組織もある。実際に救護活動をしてきた組織を 2 〜 3 あげている。

　　・プリストルのミューラー協会

　　・ローマ・カトリックの貧民救護修道女会

　　・チャーマーズ氏とグラスマンの聖ヨハネ教区

　　・スマートランドの試み

　※貧しい子どもに対するナイチンゲールの考え方をいくつかあげている。

・貧しい子どもが 1 人の大人の貧困者にならないためには、彼をあらゆる貧困組織から引き離すことである。

・こうした子供は、出身地や元の教区に徒弟に出るべきではない。こんなことをしていると、親も子どもも永久に貧困者のまま生き続けることになってしまうからである。現実に約 5 分の 1 の子ども達が、彼らの育った救貧院や教区学校に舞い戻っている。

　また、他の意見としては、子どもを代々続く貧困状態から救出するには、彼らの心身ともに、教育し直すことによって、善良な市民に生まれ変わることができるといったものもあった。

　このように、貧しい子ども達を貧困から抜け出すための方策がいくつも考え出されているものの、 実行には程遠い現状があったのである。また、貧困者に、仕事を与えるといっても簡単に

はいかない。貧困者とりわけ救貧院にいる人々を、観察すれば、職を探せる能力がいかに特殊なものであり、いかに教育の結果であるかが分かるはずであるともいう。

4）貧民の教育・訓練

貧民の教育・訓練についてナイチンゲールは次のように述べている。

救貧法の本来の目的は、貧民に罰を与えたり、食物を与えることではなく、勤勉で自立できる人を育てるために教育・訓練をすることである。しかも、その方法は読み、書き、計算や人としての生き方、良心のあり方を教えることであるというのである。

5）貧困状態の最大の原因

イギリスの貧困状態が深刻になっている最大の原因は、貧困者の住居によるものである。こうした住宅環境の劣化を、政府は改善しなければならない。また、労働者はわずかな土地であっても家を建てたいと望んでいる。このような人々に住宅政策を実行することである。（ナイチンゲールのことば）

当時の救貧法に関する権威ある人には、次のような意見の者もいる。

「救貧法保険行政官達は、貧困者に役立たないか有害である医薬品を与えていて、不潔な下水溝や欠陥のある住居が原因で起こる病気については、その対策すら考えていない状態である」と。確かに、住居が健康に与える影響は大きい。当時では、そうした点に注目する人が少なかったと言えるであろう。ナイチンゲールは、この点に大きく注目していたので、こうした視点からの記述であろう。それ程に貧困者の住居は不衛生で悲惨な状況にあったからである。

6）格言の意味とそこから考えられたこと

英国の格言に「人は皆、自分のためを図る（Every man for him himself）がある。その意味は、人は皆自分の身体と心を維持できるくらいは稼ぐが、それができなくなった時には、社会に助けてもらうということである。

このような発想では、賃金は安いまま固定されてしまう。もし、仮に裕福で快適な整った社会を想定してみると、こんな社会では、人々は、自分と家族に必要なだけの収入は、できる限り稼ぎだし、病気や失業時、年老いた時のための貯えも忘れずにするであろう。しかし、現実には、あり得ない話ではある。法律では、雇用主は労働者にできるかぎり安い賃金を支払うことを考え行動することになっている。こうした害悪をどうするのか考えなければならない時にきているとナイチンゲールは述べている。この事態に対応するためには、経済政策の問題を考えることである。現在の大規模な商工業は、不確かな要素や不規則がありすぎる。つまり、仕事があり余る時期とほとんど何もない時期があって、不安定な状態になり、安定した生活は望めないということである。

2．研究会における討論・学び・気づき

・日本は皆保険制度があるので、すべての人にとっては医療制度が整っている。それで、どんな貧困な人でも医療は受けられる。しかし、アメリカの人々には、日本の保険制度のように保険料を給料から天引きされているのを理解できないという。それで、医療を受けにきても保険がないなら、治療はしない。「はい、さようなら」と平気でいう。このあたりはフランスの人が資料のなかでいっているのと同じである。

・『救貧覚え書』のなかで救貧院というと施設の看護だと思いがちである。しかし、ナイチンゲールは、こういう貧民の子どもに対して、お金だけではなく、教育を受けて知識をつけていかなければならないという。これは人として、自立していくことを考えることが重要であり、特に教育を受けることが大切であることを示していると思う。現場にも社会人、シングルマザーである人も多く、自立を目指して、頑張って勉強している。しかし、社会人として、他での経験や結婚、出産などの経験もあり、柔軟に対応できない面、こうでないといけないという固定観念もある。社会人としての良いのか、悪いのかではなく、実際には病棟にもたくさんそうした人がいて、力を発揮しているので、『救貧覚え書』でナイチンゲールがいうように知識と技術を身に着けて、自立していくことの重要性を改めて感じている。

・20年間引きこもっている療養者がいる。そういう人たちはすごく貧困だし、生きている意味がないと思って寝てばかりいる。看護職として、少しでも起きる、立ち上がる、作業所にいけるように、自立を確立する支援が大事だと改めて感じた。

・久しぶりに例会に参加でき、前回は『看護覚え書』を読んでいたように思うが、今回は『救貧覚え書』で、新鮮な思いで聞く事ができた。特に貧困の連鎖である。日本の子どもにおける貧困の特徴は、「相対的貧困」と言われるもので国内の所得格差から表わされるものである。厚生労働省が行った調査によると、2016年の子ども（17歳以下）の貧困率は13.9%となっている。およそ100世帯中に14世帯の子どもが貧困状態にあるという結果である。一般的な家庭では、小学校の頃から学力向上のために塾や家庭教師を利用したり、私立学校を受験させたりすることが一般的になる。しかし、年収が100万円〜200万円代の相対的貧困家庭では、こうした教育を受けることはかなり難しいのが実情である。そのため、この教育機会の差は、貧困家庭とそうでない家庭との間で、学歴、就職、収入などあらゆる面で格差を広げてしまい、ひいては連鎖を生む要因となる。では、見えにくい相対的貧困を解決するには、どのような取り組みが必要なのかを考えていかなければならないと思う。

・自立を目指すというのは、大事である。魚を与えるよりも、魚の取り方を教えなさいということを振り返る。ナイチンゲールの生きた時代は女性の職業、女性の自立という意味においても未発達な頃であった。社会人を経た看護師の教育としては、臨床で感じたことは、社会人の看護師というよりも、新卒でも最初に勤める病棟で決まるのではないかと思う。倫理観のもつ看護師に恵

まれた人とそうでない人では、患者さんに対して、倫理観をもって接することができたりできなかったりするのではないかと感じる。教育の方法で変わっていくことがあるが、時間もかかるし、大変である。しかし、教育者としてのナイチンゲールの視点をもっと勉強して、つなげていきたいと思う。

・近年、女性の就職先として「病院」が注目されている。特に経済的自立のため、社会人になってから看護学校に入学し、看護師になるというキャリアも今では珍しくない。社会人として働いている女性が看護師になるには、賛成も反対もないが、実習のなかで、社会人の学生とストレートの学生を指導者から比べられて、教育者としてジレンマを感じる。実習の現場として、看護師のいうことを聞いて、ただ指示に従っているだけで、動けていると取るのか、時間がかかるがじっくり考えて動くのがよいのか、一長一短はあると思う。しかし、教員、臨床の指導者が、学生の個別性を考えた上で、看護師に必要な教育をしっかり考えていかなれればいけないと振り返る。

・『救貧覚え書』はナイチンゲール40歳代の、クリミア戦争後に書いたものである。『看護覚え書』、『病院覚え書』から『救貧覚え書』というように、どうして、ここにたどり着いたのか疑問に思う。大学での看護教育は、ストレートで入学してくる学生が多い。そうするとピュアで教育しやすい。以前にいた看護学校は社会人で、生活のために入学してくる学生も多く、やる気がある学生は真面目で熱心であるが、そうでない学生もいて、そこに同調する学生もいる。

・『救貧覚え書』においても環境の重要性が言われており、環境を変化することによって、教育を受けて変わることができる。社会人の看護師教育は、いろいろ問題となるところはある。それは、社会人であるがゆえに、どうしたら手を抜けるのかな、ここやりたくないから楽をする方法でいこうかなとか、そういう方法を知っていることが大きい。なので、そのあたりのことを踏まえた教育の方法を教えてほしいし、勉強していきたい。

・ナイチンゲールは、『病院覚え書』のなかでも思ったが、『救貧覚え書』でも看護師の教育に厳しいと思う。看護師であるためには、一人の人間として、病院以外の私生活でも厳しい目をもつことが必要である。責任のある仕事として看護師があるため、看護教育をしっかりしなければならないと痛感する。

3．研究会における学び・感想
1）『救貧覚え書』を読み解く

千田　昌子

　この時代のロンドンは毎年700万ポンドに上る金額が、救貧法及び慈善事業に費やされた時期である。そして救済の対象である貧民者は、過去10年間でも2倍に膨れ上がる状況にあった時代である。第一の慈善事業に考えねばならないことは、その対象者にある知愚な老女や薄汚い子供たちに

対して虐待や無視をしないという啓発的な取り組みをすることであった。また健康な貧窮者は何とか1日の自立はできるが、病人や飢餓状態にある人々は、自立していけるような方法を教えていくことが重要であると記載されている。

そのために具体的な報酬の仕事に対する事例を紹介している。

仕事をして成功したものを3例あげている。例1．3人の女性…成人労働者ホームに住む女性への世話を行い困難な問題を解決した。このホームに住む知性に乏しく節操もない救いようのない貧困女性に洗濯場などに配置し収益が得られるようにしたこと。成人で貧困な女性を指導者の下で行う仕事に就かせる。ただし道徳的・知的・身体的欠損を持つ人々はどのような訓練をしても病人や子供のケアはできないものである。例2．独創力の発揮で新しい仕事を考えることができる。シャツベリー卿の結成した靴磨きの職人組合が少年たちに職を与え衣食住のお金を少年たちは払うことが可能となった。また、生きていくための技術や常識を定着、提供することや貧困状態にある住人を移民として住居を移す方法など、貧困状態にあるべき原因貧困者住居によるものと掲げている。

貧困状態にある根源は、住居環境の劣化にあり、この点について政府の介入が求められていると述べている。また、多くの労働者はわずかな土地でもよいから自分の家を建てたいと願う。

イギリスの格言に「人はみな自分の為に図る」がある。人は自分の身体・心を維持できるくらいは稼ぐがそれができなくなると社会に助けてもらうという意味合いである。これでは賃金は安いままで固定されてしまう。法律自体が、労働者の生活水準を守るのがやっとであることを当然視しているため国民全体の生活は豊かにならない状況であった。代々続く低所得の貧困状態から救出したいと考えるなら、貧困の子供たちの心身と共に教育を見なおさなければならないことを述べている。

「救貧法という法律をもとに行われたある意味の救いが、生き方そのものの見直しを問い、この時代多くの植民地を持つイギリス社会へ、ある行政官は、立場と環境の違いが、国や情勢が人としてあるべき姿でないと否定しているのでは」と記載されている。

まとめ

最後に『救貧覚え書』は、『看護覚え書』・『病院覚え書』に続く3作目であることを研究会に参加して知ることができた。そして、F・ナイチンゲールの40歳代最後の覚え書であり、救貧行政がいきづまりその打開策として、考えを述べたものであるという。

『救貧覚え書』の印象を公衆衛生の視点から述べているのではと考えていたが、城ケ端先生の解説と金井一薫氏の著書である「ケアの原形論」の付録を読み込むことで、階級の低い人・労働者・そして弱い立場にある人々へ社会全体として関わる意味を学ぶことができた。また、3つの覚え書の関連性が少し見えたように思う。

最後に根底にある『看護覚え書』で述べる病人の環境や自然治癒力を最大に生かすこと、健康への意識を述べていること。次に『病院覚え書』は「病院がそなえているべき第一の必要条件は、病

院は病人に害を与えないことである」というフレーズに衝撃を受けた。病院の環境の重要性を明らかにしている。同じく『救貧覚え書』は貧民への自立・自律への支援が強いことや健康維持と生きるべき姿を読み取れるのではないかと考えた。

　今回の新たな考えや見直しができるようになったことに感謝する次第である。これからも研究会における学修の継続が求められている。

2）令和元年11月例会「ナイチンゲール看護研究会・滋賀」における学び・感想

後藤　直樹

　「ナイチンゲール看護研究会・滋賀」に出会い1年が経った。私が初めてこの会に参加した定例会のテーマは、『病院覚え書』の「現在の病院設計および病院構造の欠陥について」であった。そのテーマを聞き『病院覚え書』というナイチンゲールが書いた本があるということを初めて知り、話についていけるのだろうか、というような不安を抱きナイチンゲール看護研究会に参加したことを思い出す。それから、継続的にナイチンゲール看護研究会に参加するようになり、『病院覚え書』について学んでいった。『病院覚え書』を終え、現在は、ナイチンゲールが書いた『救貧覚え書』に研究会のテーマが進んでいる。「ナイチンゲール看護研究学会・滋賀」では、ナイチンゲールが生きた時代のイギリスの状況を思い浮かべながら、ナイチンゲールの看護に対する考え方を学ぶことができ、私の看護に対する考え方など、振り返る機会となっている。11月例会では、『救貧覚え書』では貧困者の環境や労働状況、ナイチンゲールの考え方について城ケ端先生の具体的な話から、多くの学びが得られ、看護について考える時間となった。

　当時の貧民、救貧院の状況について、救貧院（ワークハウス）の衛生状態は劣悪なもので、労働環境も報酬も悪いことを知った。ナイチンゲールは、貧民への援助として、金品を与えるのではなく、貧民が自立できるように「読み」、「書き」、「計算」のような実用的な知識や生き方を教える（訓練）と考えていたことを理解した。また、自立できるようなことを実践することや、自立につながるよう仕向けることが貧民に対する援助であるという説明を聞き、当時からナイチンゲールは教育的な視点や一時的な関りではなく、その人の自立ということを考え、関わる必要性を感じていたことを知った。そして、成人労働者ホームに住む25人の女性の世話をした話の中で、洗濯場へその女性たちを配置し、貧困から救った例を聞き、対象にあった仕事を勧め、自立に向け援助していくことが重要であると理解した。その話の中で、途中で教育してもうまくいかない仕事が2つあり、それが看護師と保育士と知って驚いた。その2つにおいては、次の世代に教育するほうが良いとの話であった。現在は看護学校において、社会人の学生も多くなっており、目的意識があるか無いかで変わるのではないかと感じた。また、貧困状態にある人を移民として住居を移動し貧困状態から救った例や、院外救貧活動で"まいはだ作り"をしていた話など、文章を読んでいるだけでは理解でき

ないが、城ケ端先生に具体的な説明や、現在のニュースなどの出来事を交え解説していただき、理解が深まった。

　今回の「ナイチンゲール看護研究会・滋賀」では、当時の劣悪な環境から、衣食住の環境を整えることも必要であるが、その環境を整えるためには、一人ひとりが自立していくことが重要であり、お金を与えることが援助ではなく、その人が自立できる方向に仕向けることが本来の援助であるということがとても印象に残った。このことは、現在の看護でも通用することだと感じた。ナイチンゲールは、その時代から教育的な視点をもち看護師や患者、貧民に対して関わっていた状況を知り、現代でも通用する内容であると再認識できた。

　このような多くの学びや考える時間となり、あっという間の2時間であった。自分自身がリフレッシュできる時間となった。

第5章　過剰人口と移民（第33回例会活動内容）

1．研修内容

1）過剰人口と移民についての検討

　過剰人口というのは、エリザベス救貧法によって定められた土地に住む人々を指すが、この人達はかって仕事を有していたものの今は失業していて、大都市に流れこんできている状態にある。しかし、こうした過剰な人口を大規模な移民をしようとすると、必ず反対に出合うのである。その反対者は、過剰人口は、いつでも安い賃金で雇えるのに、この人達を他国に提供するなんてできないという理由による。

　タイムズ誌でもこんなことを言っていると。つまり、巨大な就職予備軍を抱えているということは大変便利なもので、どんな仕事の需要にも対処できるし、もし仕事がなくなれば、公的機関が面倒を見ることになるのである、と。あるいはまた、政治経済学者や救貧法委員会の委員などは、飢餓状態になれば、それが刺激になって人々は働きたいと思うようになるものだと言っているという。

　このように、過剰人口の移民にも反対、さりとて、この貧民に対して具体的な支援もせずに失業したら、公的機関が面倒見るとか、飢餓になれば働くといった自分達とは無縁のことであるかのような発想が、出回っていることにナイチンゲールの嘆きの声が聞こえるような気がする。

　しかし、ここで考えなければならないのは、そのような人々は、自分で仕事の見つけ方を知らないのでできない。また、仕事の探し方が分かりさえすれば、自分で仕事を探せる人々に対しても、仕事を探すための支援はしてはいない状況にある。

　もう1点ナイチンゲールは興味ある例を引き説明している。それはフランスの行政官の次の言葉である。

　「イギリスの「救貧法」の法律は理解できない。貧しい子ども達を教育するために、貧しい病人

を救貧院に収容して、治療のために救貧税を支払っている。他方では個人に慈善事業としてお金を出しながら、救貧法の力が及ばないように、貧しい人々の面倒を見ている。もし、前者を行なうのであれば、なぜ後者にまで手を付けるのか？２つの事業を同じ管理下に置けば、安く上がるのではないか？自分たちは、今のイギリスの行政のやり方を理解できない」[1] と。このフランスの行政官の言葉であるが、ナイチンゲールの考えに近いのではなかろうか？ナイチンゲールは続けていう。現行の救貧院を改善してほしいと強く思っているが、そのためには、出費を切り詰める方法しかないだろうという。しかし、そのためには高度な経済政策が必要になるとも。この経済政策も、理屈っぽい提案よりも現実的な経済の政策が望ましいと考えていたようである。

２）移民

１月25日のタイムズ紙の記事に次のような記事が掲載されていた。

「政府機関の発表によると、イギリスの人口は、毎年24万人の割合で増加しており、この人達が、生命を維持していくためには、パンだけ見積もっても、よく耕された５万エーカー分の穀物が必要になる。ということである。この24万人が食べていくために、これらの人々が農業に従事すべきであるとも断定できない」[2]。

イギリスのように、多くの植民地を有する国においては、こうした問題の対応策としては、失業者に移民用の土地を用意することであるとも考えられる。そのためには、移民する人々を選別して、費用返還させる条件で貸与し、避難小屋を建て、彼らを訓練してから、その土地に移動させるようにすればよいと、ナイチンゲールは考えている。移民しかないと。この移民は、人の住んでいない土地に、土地をもたない人々を移住させて働き、収入を得て生活していけるようにすることであるということである。そして、貧民を説得し、多数集めて移民として植民地に送り込んで、生活できるようにする方法は、開拓の余地がなく、土地に膨張する人口を抱えるイギリスのような国にとっては、移民はすぐれた行政政策の一方法であるに違いないと述べているのである。

ナイチンゲールは、これで終りにしたいが、これまで述べてきたことをまとめたいとしてあげていることの要約を次に羅列した。

① 人口の急増で、仕事を提供できる限度を超えている。

　　失業は、労働者のための仕事そのものがないためか、労働者と仕事を結ぶ手段がないか、どちらかが原因である。

② 救貧税の納税額は、年間700万ポンド（イギリス全体）で、救貧法による救済事業と慈善事業に費やす費用が、ロンドンだけでも700万ポンド（年間）である。これが首都の現実である。

③ 勤勉で懸命に働く人達が作ったものを、働かない人々に分け与えているにもかかわらず、貧困と飢餓状態はさらに広がりをみせている。

④ 労働組合が上記③の悲劇を増大させていることも事実である。

その理由は、労働組合が労働者の自由に好きな所で働くことを妨害していることであると。結局、他国に労働者を追いやることに。

⑤　現在、イギリスでは、自由貿易が行われ、失業者には職を見つけるために救貧法制度があり、低賃金をカバーする院外救済制度があり、個人的な慈善事業や義援金活動には巨額のお金が注入されているにもかかわらず、貧困状態は解消されていない。

⑥　有志による移民は、毎年のように行われているのに、事態の変化は、まったくない現実である。

⑦　植民地では、労働に対する報酬を支払える体制ができているので、移民は歓迎されているが、これは、どこの国でも成し遂げられなかったことである。成功したのは、イギリスだけである。

⑧　外国貿易の大部分は、移民の人々との取引で成立している。そして、人口のかなりの人々が海外で生活している。

⑨　慈善心による救済には具体的な方法は不可欠である。
　　具体的な方法に関する試みは失敗し、事態を収拾に失敗、事態を悪化させることになったのである。

⑩　貧困状態は、極めて悲惨な状態にある。
　　この問題は、放っておいても解決できないことであるので、自分たちの努力で立ち向かい解決を図ることが望まれている。

⑪　ブライト氏のことば「大西洋の海底にまで腕を浸し、2 つの大陸を相互に電線でつなぐことのできるような国民に、この問題を解決できないはずはないではないか」と。

文献

1）フローレンス・ナイチンゲール 金井一薫訳：ケアの原形論　現代社 1998　p188
2）前掲書1）p189

2．研究会における討論・学び・気づき

・『看護覚え書』『病院覚え書』『救貧覚え書』というように、三大覚え書がある。特に『救貧覚え書』は、貧民に対しての考えを述べている。教育や自立、人が生きるという視点で考えられている。生活保護に関しては、病院でも患者に利用されていることも多い。そのなかには、働けるのではないかと疑問に思う人もいるが、ナイチンゲールの時代を考えると自立へ向けた支援が大事なのだと改めて思う。また、生活保護の方が、急に倒れて救急車で病院に運ばれて、食事を摂って、保清することで、綺麗になって帰っていく。家もないし、病院というのは環境が整っているが、ずっと入院できるわけではないので、自立して暮らしていける支援を行う必要性を感じる。

・ナイチンゲールの時代、今の時代も人間として変わらないものである。人間にとって必要なもの

は、食事、温かさ、住居、教育であったり、仕事であったりするが何も変わっていないと思う。だから、ナイチンゲールのいう環境を整えること、教育を受けて自立することの大切さは、今の時代にも通用するのだと感じる。

・病棟でカーテンがパタパタとなびいていた。窓から直接の風がはいっていたのだろう。換気をしてくれた看護師にはありがたいと思ったが、この環境では、ナイチンゲールに怒られてしまうと感じる自分がいた。しかし、これらを感じることは、ナイチンゲールが可視化して文章に残してくれたことから気づいたことであり、私だけでなく、全世界の看護職に示してくれたことに感謝したい。

・イギリスは、日本と同じ島国であり、時間に正確であることでも知られている。しかし、産業革命もあり、労働力不足による植民地等から移民を大量に受け入れた。雇い主による移民の搾取の状況や移民労働者に職を奪われた人々の苦境、公共サービス（住宅・教育・医療・社会保障制度など）の移民の寄生、あるいは移民の増加が治安を悪化させていると主張するものもある。そして、このような混乱を招いた政府に非難が集中するといった状況もあった。イギリス経済の成長の一端を担ってきた大量の移民の流入とその子孫の増加により、イギリスの社会は多民族・多文化化が進んだといわれる。ナイチンゲールは、『看護覚え書』『病院覚え書』のあとに、戦争後、さらに貧困層の増加により『救貧覚え書』という社会福祉の施策として執筆したのではないかと思われる。もう少し、当時の政策等を振り返る必要がある。今後、日本も少子高齢化で移民を受け入れる必要もでてきている。このように多くの問題が発生している現状も踏まえ、看護職としても考えていくことが重要である。

・『救貧覚え書』においては、自立ということが大事だと思える。貧困に対してもそうであるが、病棟看護では、退院して患者さんが自立できるように看護することが大事である。看護教育者として、現在、4回生の国試対策に関して、教員に聞きにきて自立して勉強できる学生はよいが、できない学生、勉強したことがない学生はどうしたらよいのか、悩むところである。自立して勉強できる取り組みが必要である。

・ナイチンゲールは、どこにでもアンテナがあって、情報量もさることながら、貧困という隅っこにおいてしまいがちなことに目をつけているところが凄いと思う。私は、重症心身障害児施設の看護、その歴史について研究しているので、『救貧覚え書』が福祉に関すること、人が生きていくということに、とても関心が持て共感できた。発展途上国へもお金だけではその時だけの支援になる。しかし、その人々が自立できるように知識と技術を教え、管理することまで教えることで仕事となる。ナイチンゲールは先をみる力があって、社会福祉から、政治、経済までも考えていることが素晴らしい。

3．研究会における学び・感想
1）「救貧法と貧困について」

岸本　沙希

（1）はじめに

　今までイギリスの貧困について特に考える機会はなかった。これほどの貧困状態で、環境も悪いイギリスで住んでいたという背景を考えるとナイチンゲールの理論である環境に焦点を当てている[1]という意味が理解できるような気がした。またそのイギリスでは救貧法が制定され、ナイチンゲールは救貧法から貧困で困っている人々について意見を述べていた。

（2）救貧法から考えること

　救貧法とは1601年に制定され、エリザベス救貧法が成立した。強制的に農地を取り上げ、塀や生け垣を作り放牧を行ったため、土地を失った失業者が一気に増加した[2]。エリザベス救貧法では(1)労働能力のある貧民、(2)労働能力のない貧民、(3)扶養能力のない貧民の児童に区分し、(1)には労働力を強制、(2)には救貧施設への収容、(3)親方の家に住み職業訓練や雑用を行うこと[3]、としていた。しかしナイチンゲールは、仕事がない人々に対して、「自分の職の見つけ方も知らず、私たちは職探しの手助けすらしていない」[4]と述べている。救貧法の事業について、貧困者には自立できるような能力を身につけるようにすることの援助が必要であるといっている。また、1年間に700ポンドのお金を貧民救済に使っている。これについても、「このお金があれば老若男女、子供など救貧法の救済対象になっている人々全員、アメリカの地上移住させることができ、彼らが新しい土地で生活を始めるにあたっての必要な経費をもらい、1〜2ポンドの小遣いもあげられる」[5]と述べている。これはナイチンゲールがイギリスのこの貧困時代に社会福祉の視点を持っており、自立した支援を行えるようにすることや、お金を与えることだけではなく、個々に合った援助をして、自分の力を使って生きていくことが必要であると言っていることがわかった。ナイチンゲールは人が人として、自立して生活していけるように必要な支援を考えている。病院で退院するための退院支援と同じで、自宅で安心して自立した生活を送れるように環境を整えたり援助することと同じで、いつの時代にも同じ、大切なことがあると感じた。

（3）おわりに

　貧困には政府や税金などの問題もあるがナイチンゲールはどのように動くべきか明確に述べている。この悲惨な状態だからこそ、救済しないといけないナイチンゲールの思いが伝わってきた。日本では生活保護制度などがあり、人々の生活を支えている。人が自立して生活するように私たち看護師は支援していく必要があると考える。

文献

1）城ケ端初子：ナイチンゲール讃歌　サイオ出版　2015　P50

2）野副常治：社会保障制度の理念と歴史 西南学院大学大学院研究論集（2）、2016 15-33　p16

3）イギリスの救貧制度を辿る～エリザベス救貧法から救貧法改正まで（wakaji4.com）［検索日2020年12月12日］

4）ナイチンゲール看護研究会・滋賀　12月例会　資料　p2

5）前掲書4）p1

２）『救貧覚え書』過剰人口と移民についてからの学び

高野　真由美

　私は、この場で学ぶまで、『救貧覚え書』にふれたことはなかった。1869年３月にフレーザーズ・マガジン誌に掲載された、ナイチンゲール40歳代最後の仕事であった。1830年代、イギリスにおいては社会の底辺を喘ぐように生きていかなければならない人々の群れは増大しつつあったのに対し、自由放任主義がまかりとおっていた時代背景も重なり根本的解決がなされず放置されていた。支配階級である富める者は全体の３％、約80％を占める大部分の国民は貧しい労働者階級であった。

　貧民という人々のことを、初めて学んだ。人は、どこの国に生れ落ちるのか、自分が何者かなども選ぶことなく生まれてくる。生まれてきたその場で生き抜く以外にない。貧窮児童は、８歳から仕事に出されるなど、貧しさゆえに働いていた。

　過剰人口は、エリザベス救貧法で定められた土地に住んでいる人々のことで、貧民たちは仕事をもっていたものの今は失業して大都市に流れ込んでいる状態。この人口を移民させようとすると、安い人手を他国に提供するわけにはいかないと、巨大な就職予備軍をかかえている状態は、大変便利であるといわれ、支配階級の思い通り貧民が骨身をおしまず働いたものを分け与えているのに、貧民の貧苦・飢餓状態はひろがっている。

　救貧に関して、囚人も盗みの方が、働いて稼ぐよりも得をする。物乞いの方が働くより得をすると法律が教えていた。生きることに精一杯であれば、損か得かしかないのか。ナイチンゲールは、『救貧覚え書』に多くの指摘をしている。貧困状況を招いている根源は住宅環境の劣化にある。政府はその点も改善し、住宅政策を施行せよ。人の住まない土地に、土地を持たない人々を移住させ、労働力の活性化をするべき。投獄のために莫大な公費を注ぎ込むよりたとえば盗んだ金額と同等もしくは、倍額を働きながら返済するなどの対策を考えたほうがいいと述べている。現実を直視して、鳥の目・虫の目・魚の目で物事の本質を見抜き、この問題を心から変えたいと願い、先を見通し具体策を打ち出す。まさに、ケアの原型といえる。現在2020年、ナイチンゲールの時代と何が変わったのか、便利な世界になったが貧富の差はいまだある。けれど、人間の本質は変わらない。ナーシングナウ、看護の原点に立ち返り人が、人を看護するということの奥深さを見つめなおしたい。

第6章　ヴィクトリア朝時代の「救貧制度」と貧民街で暮らす労働者・無職者の実態（第34回例会活動内容）

1．研修内容

　『救貧覚え書』を資料として学んできた例会も最終回となり、新型コロナウイルス＋感染予防の見地からzoomで、次のように開催した。

　まず、ヴィクトリア朝時代の「救貧制度」について再考し、イギリスの社会福祉に関する理解を深めた。次に、この社会で、底辺で生活する労働者や無職者の実態をジャック・ロンドンの「どん底の人々」を素材に具体的な学びと討論を行った。

　更に、この研究会で学び続けてきたナイチンゲールの看護思想を三大覚え書のつながりや方向性について私見を述べた上で、参加者全員で討論を行った。

　最後に、金井一薫氏の「ケアの原形論」の中の『救貧覚え書』の訳者・あとがきに述べられた項目を1項ずつ読み『救貧覚え書』全体を振り返り、この章のまとめとした。

1）ヴィクトリア時代の英国の「救貧制度」について（イギリスの社会福祉）

（1）中世封建社会は、直接生産者である農奴や職人が自分の持つ生産手段と労働力を結合させて、生産活動をしつつ、領主支配のもとに従属する特殊な社会関係を基盤に存在する社会であった。

　・農奴：領主にとって土地に付随した一種の財産であり、生活資材の不可欠の源泉であった。しかし、戦争や凶作、流行病などによって収入が減少すれば、生活基盤を失うことになるので、領主は慈恵的な保護的施策を講じた。

　・職人（ギルド）：同業者組合、同業の発達を目的に成立。

　・キリスト教会の権勢：初めは教会を通じて、後には修道院によって、貧民の救済に従事した。また、修道院による慈善と私人によるそれとの中間的な形態として、救治院や救貧院などが盛んに建設され、中世封建社会における貧民救済に貢献した。

　封建社会の構造は、農奴や職人にとって制約をもたらしたが、救済の構造として機能した。しかし、封建社会が解体し始めると事情が変わり、大量の貧民や浮浪者の群が生みだされていったが、救済機能は存在しなかった（封建社会の解体＝救済機構の解体）。

　この時期の特徴は貧民問題であった。貧民や浮浪者の群は、土地やその他の生産手段から分離され、生きるすべてを失った人達が、妻子を伴いながら職を求めて旅に出て、次第に放浪生活に入り、物乞いをし、罪を犯していった。

（2）貧民政策の形成

　　貧民や浮浪者を生み出した王政は、乞食や浮浪者を禁止・処罰すると共に、これらの人々を出身地に強制的に送還し、就業の強制・労働無能力者への救済を規定した成文法を制定した。（＝救貧法）

◎救貧法：1531年　ヘンリー八世　22年法

　　この法のもとでは浮浪を禁止、乞食を2群に分類

　　①　労働不能者：乞食の許可を与える。所持しない乞食を処罰

　　②　労働可能者：出身地に送還すべきと規定

◎1536年法

　　①　乞食の禁止

　　②　施与の組織的徴収と老人・無能力者への分配

　　③　労働可能者を労働意識あるものとなき者に分類、意欲あるものへの仕事の提供、意欲無き者の処罰。

　　④　貧窮児童に対する徒弟の強制

　　その後も貧民に対する法律は頻繁に改正、新規定の追加等で拡大していく

（3）救済の方法

◎1536年法

　　・労働意欲のない労働可能者に対する処罰は、1547年法で一層強化された。

　　・浮浪者は胸にV字（vagabond浮浪者の略）の焼印をおされた上に2年間奴隷として働かされ、逃亡した場合、前額か頬にS字（slave奴隷の略）の焼印をおされて永久に奴隷として扱われた。再犯者は死刑。

◎1572年法

　　・浮浪者を監獄に収容

◎1576年法

　　・就労拒否者は懲治院に収容。強制的に就労させた。労働意欲のあるものは、教区の資金で十分な量の羊毛、大麻、亜麻、鉄、その他の原料を与え、労働に対して賃金を払う方式に。老人や労働無能力者は救治院や救貧院に収容あるいは院外救済が与えられた。貧窮児童は教区の役人によって徒弟に出された。

（4）エリザベス救貧法（1531年法から始まる救貧法を集大成）

規定の内容[1]

　　①　各教区の協会役員および2人以上の治安判事の署名、捺印により毎年任命される有力な世帯主を、その教区の貧民監督官と呼ぶ。

② 生計の糧を得るべき生業を持たない既婚・未婚のすべての人々を就業させること。

③ 在地の教区牧師、同教区内の在地牧師、土地・家屋の占有者、聖俗の10分の1税取得者……に課税する。

④ 貧民を就業させるために、適当と考えられる十分な額の貨幣を与え、亜麻、大麻、羊毛、糸、鉄その他必要な製品および原料を準備すること

⑤ 肢体障害者、無能者、老人、盲人、貧乏な労働不能者の救済とこのような人々の子供を徒弟に出すために十分な額の貨幣を当該教区の能力に応じて教区より徴収すること。

⑥ 両親が子どもを養えないと考えられるすべての子供を徒弟とし、子どもが24才（女子は21歳）になるまでか、結婚するまでこれを続けさせること。

「貧民の有利な雇用」論の登場　→　現実性に欠ける理論であった

・ジョサイア・チャイルド（貧民の父）：　労役場、救治院、懲治院の建設

・ジョン・ベラーズ（勤労学校の設立の提案）

・ダニエル・デフォー：労役場マニュファクチュアへの貧民の雇用は国内産業を圧迫するとの批判で貧民の有利な雇用論は下火になっていった。

（5）労役場制度の形成

・トーマス・ファーミン　1676年　リンネル製造の労役場設立、1700人の貧民を雇用（賃金だけでは生活できない）

・ジョン・ケアリー　1696年　192教区を連合した救貧組合を設立し、労役場を経営（長期的には利益なし）

　2人の論の貧民の有利な雇用は絵に画いた餅となった。しかし、労働可能貧民を労役場に収容し、就業させることによって救済費を減少させられることが知られるようになった。

◎労役場テスト法（1722年）次の規定を決め実施。各教区が貧民救済をより容易にするために規定[2]：

① いずれの教区も、貧民を住まわせ、管理し、扶養し、雇用し、彼らの労働の利益を収容するために、家屋を購入し、あるいは賃借することができる。

② 同じ目的のために教区は何人とも請負契約を結ぶことができる。

③ 家屋をもった教区では、収容されることを拒む者は、救済登録簿から削除され、救済を請求あるいはそれを受ける資格を喪失する。

　18世紀の救貧制度を特徴づける労役場には、すべての貧民、男女も老人も、病人も、乞食も売春婦も、無差別に収容され就労させられた。このような労役場こそが当時最も有効な貧民救済策であると考えられていた。

　その後、労役場は数も増加し、急速に発展したが、その目的が救済費の節減のためであったので、

労働と生活は悲惨を極めた。後に、労役場は「恐怖の家」といわれるようになった。こうして、労役場制度は衰退していった。

２）貧民街で生活する労働者・無職者の実態

※ジャック・ロンドン（アメリカ人）が1902年夏英国のイースト・エンドの貧民街に潜入して書き上げたルポルタージュ「どん底の人々」(1903)[3] による。以下は同書からの抜粋であることをお断りしておく。

（１）イースト・エンドはどんな所か？

① 地域の人にイースト・エンドのことを尋ねても知らないと断られる。

・クック社に案内を依頼すると"イースト・エンドの情報などない、案内してほしい客は一人もない"と怖い顔で"警察にでも行けば"と断られる。

・馬車の御者も不承知ながらぶつぶつ言いつつ案内した。

② ロンドンの大通りは、どこを通ってもみじめな貧困の証拠に出くわす。ロンドンのほとんどの地点から５分歩けば必ずスラム街に出てしまう。

・馬車はいくつものスラム街を走ったが、通りにはこれまで見た人々とは違う種類の人であふれていた。→背が低い、みじめな様子、ビール浸しの様子、あちこちに酔っ払いの男女がブラブラ歩いている。大声や小声の口論の下品な声、よろよろ歩いている男女の年寄が泥の中に捨てられたごみの中から、腐った芋や豆、野菜を拾っている。小さな子供はくさった果物の山にむらがり集まり、腐敗し崩れかけた破片を引き出してがつがつ食べている等

（２）イースト・エンドに住む住人達

① 貧乏人と家族が住むには１間あれば十分、１間だけで暮らしている家族には、まだ余裕があるとして、１、２人の下宿人を住まわせる。

② 若いころに飲んだくれ、早過ぎる老化を招き、火夫の作業も不可能になり、やがて貧民街か救貧院で一生を終わる人生。

・飲んだくれの若者も今は丈夫であっても、４、５年もすれば健康を害して破滅してしまう。結婚もせず、子供も残さないままこの世から消えていく人生。

・どん底の人々の結婚は、愚かだけではなく犯罪的である事実。彼らはこの社会で無用の長物、社会組織の中に入りこむ場所もない。例え、子供を得たとしても、子供の命は粗末に扱われ、自然に絶滅してしまう。世の中の主要な仕事はすべて彼らの頭上で行われ、参加しないし、不可能である。主要な仕事はどん底の人々には不要。彼らよりずっと適した人間が大勢いて、その人達が担当することになり、貧しい人々は急斜面にしがみつき、下に落ちないように必死で

しがみつき頑張っているのみ（ロンドンのどん底は巨大な屑畜場である）。

・イングランドの農村は毎年生命力にあふれた若者をロンドンに供給するが、その子達は、結婚し子供を生み出すこともないが、子供を生んでも三代目には消滅してしまう（ロンドンの労働者で両親、祖父母がロンドン生まれはほとんどいない状況）。

③　どん底の人々の死（例）

・エリザベス・クルーズ　77才　1人暮らし、先週水曜日に死亡、医師による検死

　アパートの家主：先週月曜日にはまだ生きていたと証言

　貧民救済担当者：35年間住んでいたと証言

　1日に証人が呼ばれた時、老婆は目も当てられぬ状態にあり、遺体を運んだ救急車と御者は消毒しなければならなかった。

　医師の診断では、死因は床ずれによる敗血症、不潔な環境、自己怠慢などによると。

　賠審官：自己怠慢と評決

※老女が自己怠慢で死ぬのは、役所の責任回避の言い訳をしているだけである。しかし、死んだのは老女の責任とする風潮

④　イースト・エンドの環境（特に大気について）

・煤煙がひどい状態。煤煙は煤とタール、炭化水素からなる。6トンにも及ぶ固形物がロンドン市内および周辺部4分の1マイル（約400㎡）四方に毎週堆積する。ということは、1平方マイルに毎週24トン、1年に1248トンになる。

・セントポール大聖堂の丸屋根の下の軒じゃばらから結晶した硫酸石灰の付着物が採取されたが、この付着物は大気中の硫酸が石材中の炭酸石灰に作用して生じたものである。この大気中の硫酸をロンドンの労働者は生涯昼夜を問わず常時吸い込んでいるのである。

⑤　ロンドンの公園

　公園は狭く花は全くなく草が生えているだけ、忍び返しのついた鉄柵がある。鉄柵は宿無しの男女が夜間に入って寝ないようにするためのもの。

・（午後3時頃の公園）50才〜60才の間くらいの老女が大荷物（家財一式？）をもって公園へ。彼女は浮浪者で住む家もないが弱った体を引きずって歩いている。救貧院に行きたくない人。

・「宿なしは夜に寝てはならぬ」ということが当局の掟である。

・立派なクライスト協会の柱廊玄関の側の舗道にも男たちが何列にもなって横になりぐっすり寝込んでいて、起きることも好奇心を起こすこともなく無気力である。

・公園の散歩道の両側のベンチには、みじめな人間がひと固まりになって横たわっていた。ぼろと汚物、気味の悪い皮膚病、吹きでもの、打撲傷、野蛮、下品、いやらしい目つきの怪物たち、けだもののような顔、これがすべてごちゃ混ぜにしたような人々。

⑥　「旗をかつぐ」ということ

「旗をかつぐ」というのは、一晩中街路を歩くことを意味する。60才代の老女がピカデリーのレスター広場の近くでぼんやり立っていた。そこに警察官が来て「立ち止まるな」と命じて何度も追い払った。4時頃には、グリーン・パークの鉄の手すりを背にして、にわか雨の降る中ぐっすり眠っていた。

　また、別の建物の石段に男性の1人が坐って5分もたたないうちに警察官に見つけられたが、彼は目を開けていたので、追い払えずぶつぶつ言って去っていった。が10分後に警官が来てうとうと眠っていた時に「おい、お前、あっちへ行け！」と言った。立ち上がって移動したが、これが繰り返され移動を続けるしかなかった。他に、日曜の午後1時にたっぷり濡れたグリーン・パークの芝生の上で大勢のぼろをまとった浮浪者が寝ていた。雨がまともにかかっても構わず疲労困憊で眠りこけていた。

⑦　ロンドンの死亡　81,951件（1884年）

　・救貧院において　　　9,909

　・病院において　　　　6,559

　・精神病院において　　278

　・公共の救済を受けて死亡したものの合計　16,746

　・その他

※平均的な労働者が救済に頼らざるを得ない状態に近いことを示す

※公共の救済保護に頼るような状況が生まれる状況──老齢、事故

　他にも上げれば限りがない程の例がある。

3）三大覚え書である『看護覚え書』、『病院覚え書』、『救貧覚え書』への関連（私見）

　ナイチンゲールによる『看護覚え書』（1859）、『病院覚え書』（1858）、『救貧覚え書』（1869）は三大覚え書ともいわれており、本研究会も5年に亘りこの著作をもとに研修会を続けてきた。ここでこの三大著作の連関について触れたい。

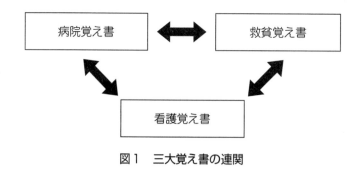

図1　三大覚え書の連関

『看護覚え書』　・看護とは何か？
　　　　　　　・人間とは、環境とは、健康（病気）とは、看護とは
『病院覚え書』と『救貧覚え書』との内容の連関

『病院覚え書』・病院とは
『看護覚え書』で述べられた環境の
ととのえと病院構造のあり方
『看護覚え書』と『救貧覚え書』の
内容連関

『救貧覚え書』
・救貧制度のあり方（福祉）
・貧しい人々の生活、生き方
『看護覚え書』と『病院覚え書』の
内容との連関

1）対象のとらえ方と対処、病人と健康人、貧民にどのような支援をするか？

2）環境のあるべき姿、だれにとっての環境か？何のための環境か？

3）病気のとらえ方と対処、結果論ではなく過程論で。

4）看護のとらえ方、看護とは何か？

4）金井一薫氏による『救貧覚え書』の訳者・あとがきを読み検討

　「訳者・あとがき」[4]をもとに、あげられた項目を再度確認し、討論して『救貧覚え書』のまとめとした。

文献

1）右田紀恵他編：社会福祉の歴史 有斐閣 2012　p32-33

2）前掲書1）p39

3）ジャック・ロンドン 緒方昭夫訳：どん底の人びと 岩波書店 2020

4）金井一薫：ケアの原形論 現代社 1998　p195-196

2．研究会における討論・学び・気づき

・イギリスが好きで、何度も訪れている。ロンドンの当時の救貧の状況というのは、資料からリアルに伝わってきた。本当にあの当時の状況が詰っている『救貧覚え書』自体が、「公衆衛生学」という考えを伝えたいということが理解できた。私たち看護職として、目の前にいる人達にはどうかかわるのかということ、教育者として指導現場でどうしていくのかということを念頭に力を合わせて、本当に看護ができることを考えていく必要がある。つまりは、病院で働くにしても、

大学で働くにしても私たち看護師というのは、やはりその社会の動向をしっかりみて、それに合わせた看護の提供方法を考えていくことが大切である。

・イギリスの産業革命で生産性が高くなり、その生産活動に参加できないという状況を不健康だと捉えて、自立を支援することが歴史的な背景を考えながら理解できた。支援するというのは、手を差し伸べるだけではなくて、教えを伝えながらどういうふうに自立をして行ってもらうのか、2段構えでやっていくことが大事である。

・例会に参加するごとに、すごく刺激をいただいている。『看護覚え書』『病院覚え書』に続いて、特に『救貧覚え書』では、福祉のことについて考えた書物である。ナイチンゲールは、社会情勢をみながら福祉、看護を考えて自立に向かって支援する必要性を捉えている。

・今年の2月にイギリスに行くことができて、ナイチンゲールの軌跡をたどることができた。今日の講演を聴きながら、このような福祉に視点も考えて、もっと勉強していけばよかったと思う。辿った場所がほとんど記憶の中にしかなく、今日改めて資料を読んでいると、あの時代の戦場や暮らしを振り返ることができた。現在、高齢者が多い時代、権利擁護や自己決定への支援ということを考えていかなければならず、患者さん1人ひとりに対して健康を維持することの重要性を感じる。今回は、『看護覚え書』『病院覚え書』『救貧覚え書』のつながりってことで、城ケ端先生の説明でなんとなく、関係性が腑に落ちた。もう少し、『救貧覚え書』をしっかり読んで、イギリスの時代背景を頭に入れて学習しなおしたいと思った。

・本当この半年間、看護学校でもコロナのために実習に行けない状況で、健康面にばかり気にしてバタバタしながら過ごしていたが、授業をするうえで、あの時代にも対策を打ち出していることが凄いことだと実感した。この研究会を通じて、ナイチンゲールの存在を身近に感じながら、多角的な学びができること、社会に貢献するということを考えていかなければならないと思った。

・現在は物にあふれて裕福な時代である。この時代のような貧困な状況ではないにしても、生活保護だけを受けて、それで自立していけるのかと言われたらなかなかそこはそうだともいえない。そういうのを感じながらその人の自立っていうのを看護職は考えていかなければならない。何世代にも渡って自立、支援、そのなかで看護職の役割を改めて感じた。

・今回の例会は、コロナ禍の状態で9か月ぶりの開催であった。また、外部からの参加者が校内に入れないということを踏まえ、zoomでの開催を余儀なくされた。そのため、大学内の参加は、城ケ端先生、学長、事務局2名、院生2名で、zoom参加者を含めて合計18名となった。オンラインを利用すると、新幹線の移動途中や遠距離でも自宅から参加できる便利さがあることも理解できた。研究会では、今後もナイチンゲールの書物を利用して、ナイチンゲールの看護思想を実践につなげられるように例会を開催していきたいと思う。

3．研究会における学び・感想
1）『救貧覚え書』を読んで

浅居　美樹

　ナイチンゲールの３大覚え書きの一つである『救貧覚え書』は、1869年３月にフレーザーズ・マガジン誌に掲載されたもので、ナイチンゲールの40歳代最後の仕事であったと言われている。そのひとつの『看護覚え書』においての看護とは、新鮮な空気や陽光、温かさや清潔さ、静かさを適切に保ち、食事を適切に選び管理すること」であると述べられているように、自然の修復過程が順調に進むよう患者を最もよい状態に置くことである。また、看護職のなすべきことを具体的な方法論を提示し、ナイチンゲールの最も言いたい概念が著わされている。『病院覚え書』については、病院とは何か、病院の機能とは何かを考え、患者の修復過程を助ける病院の在り方としての構造や機能にふれて述べられている。

　『救貧覚え書』は、19世紀のイギリス社会が抱えていた病相をナイチンゲールがどのような視点でみつめていたかを知る貴重な文献であるといわれている。1869年頃、ロンドンは職を求め地方から流入する労働者であふれかえり、彼らの大半は「自立して生活できない」貧民へと陥っていくことが多かった。そのため社会全体で増大する貧民の救済に膨大なエネルギーを費やし、多額の救済費用が注ぎこまれた時期で、多くの救済事業対策が行われた時期でもあった。しかし、それでも増大する貧民を救済するどころか、救貧行政が行き詰まり、根本的に貧困層を救済する打開策には結び付かなかった。そこで、ナイチンゲールが指摘したのは、あらゆる病人（働く能力のない人）を救貧院から治療や世話を受け入れる場所へ移すこと、飢餓状態にある人々が自活できるようにその方法を教えること、身体が丈夫で前科がなければ、彼らに罰や食べ物を与えるのではなく、勤勉で自立できる人に訓練すること、自活への道として読み・書き・そろばんや自然の法則を教えることによって、本来の彼らの自立を援助する目的や貧民を救済する施策をすることであると考えた。また、この他にも具体的な施策の提案をし、貧困者に職を探せる能力、労働力と需要を結びつける機関の存在（現在での職業訓練所）の重要性や、「外国貿易の大部分は、もし英国から移民として海を渡らなかったとしたら、おそらくこの国を食いつぶしていただろうと思われる人々との取引によって成り立っている。そして、現在のわが国の人口のかなりの部分を占める人々は、海の向こうで生活しているのである」という思想から「移民」を強く推奨した。職を持たない人々のために、移民用の土地を用意し、労働力を活性化させる。そのためには、彼らに、労働力や教育が必要であると強く主張した。貧民も囚人も同じように訓練し、自立できるように援助する。お金や食べ物を与えるだけではなく、具体的な方法で自立への方法を教えることが大事であると指摘した。ナイチンゲールは貧民を救済する解決策で、貧民が「健康的な暮らしを取り戻すこと」で、彼らが幸せに生きられるような具体策を提案して実践した。人間にとっての健康とは自分がもっている能力を使

い、自立した生活ができること。また、対象者が持てる力を十分に引き出し、自活できるように、社会的な援助、施策を施すことであるといえる。そしてこの思想をイギリス全体の救貧対策の根底におき働きかけた結果、イギリスの貧困層を救うという事業を成し遂げることができた。

　『救貧覚え書』を読んで、ナイチンゲールは貧民に対し貧しい人への視点を優先的に考え、行動していると感じた。1867年頃の救貧院では、救貧院にいる虚弱者や、老人には看護は必要がないと思われていたが、彼らにこそ他の誰よりもいっそう慎重な看護が必要であると考えたこと、救貧事業があまりにも膨大で、手を付けられない事業であっても、今はなにができるか、何ができていないのかを見極め、施策を立てて、システム化することで実現すると考えたこと。看護は、医師が治療するのと同じくらい重要であると考えたことは、100年以上も前に書かれた内容が、現在の福祉の目的や理念に結び付いていることに驚いた。看護を学ぶ人、福祉を学ぶ人にとっても、「自立への援助」という視点からもナイチンゲールの看護思想を学びなおすことができた。

　2019年12月以降、全世界に新型コロナウイルスが蔓延し、2020年4月に緊急事態宣言が発令された。翌月5月には解除となったものの、現在でも感染拡大防止のためにいろいろな施策が施されている。自施設でも感染防止対策として、防護用具の着用や、手洗いなど、日々の業務の中努力している。また感染対策として「換気」はとても重要と考えている。「人間は病人であれ、健康人であれ、できるだけ別々におかなければならない、集中させるべきではない」と、ナイチンゲールが何年も前に病院構造の原則について述べているが、新鮮な空気を提供することは看護師にとって大事なことであると改めて感じている。現在の病室は空調でコントロールされている病院は多いと思うが、私自身ができること、換気、陽光、暖かさ、清潔、など看護の基本に立ち返り、常に患者に対して安全・安楽を考えた看護を提供したいと考えている。

　今回ナイチンゲール研究会に参加し『救貧覚え書』を読んでの感想を書かせていただいた。忘れていた講義内容を振り返ることができ、学びなおす機会を与えていただいたことは、普段原稿を書く機会のない私にとって良いリハビリとなりました。城ケ端先生、桶河先生に深く感謝申し上げます。

２）『救貧覚え書』「最終回」からの学び

　『救貧覚え書』は、ナイチンゲールが唯一「救貧」について記述した最初で最後の記述であり、ナイチンゲール独自が社会と人間をみつめた「社会福祉思想」の中核を彩る看護における自立への援助と重なることが多いとも述べられている[1]。救貧制度は、まさに「働かざるもの食うべからず」の政策である。慈悲ばかりではいつまでも自立できないという観点からか、何としてでも働いて稼ぐようになるように手段を選ばず罰則を科してでも仕向けていくといった方法である。しかし、栄養状態も悪く、筋骨格系が弱っている人々は、動くことができないばかりか、血糖が低すぎて脳が

働かないために思考力や判断力も無い状態である。ナイチンゲールは、そのことをわかっており、病院施設にて手当を行っている。また、同時に子どもたちの教育についても訴えていた。まさに、社会的な問題と人々の生活状態に目を向け、解決策を提案していったのである。

　ナイチンゲール看護論の概念は、「人間」「環境」「健康」「看護」である。彼女が生きてきた社会の現状やクリミア戦争における兵士の手当てから導きだされてきたものであったということが長きに渡るこの研究会での学習で繋がってきた。今日の看護においても、病気が悪化する生活習慣や社会的な背景を十分にアセスメントすることや自己効力や行動変容ステージを見極めて、個別的な患者教育を行うことで、アドヒアランスの向上を目指すことが重視されている。ナイチンゲールが1800年代に行ってきた看護の継承でもあるといえる。また、患者の権利に関する「リスボン宣言」が採択されたのは1881年、21世紀は、インフォームドコンセントという言葉で患者の自律の尊重と個別性が重視されてきた。

　看護者は、常に社会の情勢や人々の生活に関心を持ち、その人らしさや自律を尊重し、いつも患者の代弁者として、多職種や社会に提言していくことが、看護の発展に寄与することに繋がるといえる。

文献

1）金井一薫：看護思想を通してみたF・ナイチンゲール著『救貧覚え書』の今日的価値と，社会福祉教育におけるその教育的活用効果について　共栄学園短期大学研究紀要 7 1991　p171-183

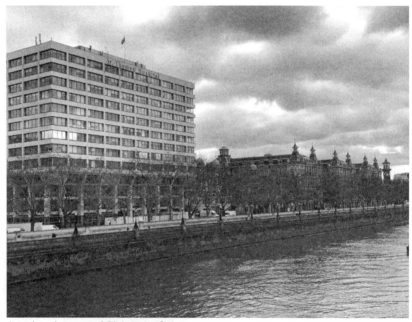

セント・トーマス病院とテムズ川

第3部

ナイチンゲール看護講演会とイギリス研修報告の集い

１. 第 5 回（2020年10月）

テーマ

　ナイチンゲールの活躍した社会背景と辿った軌跡

　英国研修報告の集い

講　師

　城ケ端　初子

報告者

　千田　昌子

　奥田　のり美

　桶河　華代

開催日時：令和 2 年10月24日（土）　13：30〜15：30

開催場所：聖泉大学 本館 1F　地域在宅精神実習室

　　　　　　Zoomウェビナーによるオンライン同時開催

講師略歴：石川県生まれ。看護師として臨床を重ね、看護研修学校（教員養成課程）で学んだ後、看護専門学校専任教員・教務主任。その後、看護系短大、大学、大学院の教育に携わり現在、聖泉大学大学院看護学研究科教授「看護教育学」領域（看護継続教育）担当。「ナイチンゲール看護研究会・滋賀」代表、医学博士

　　　　　　著書『実践に活かす看護理論19』（サイオ出版）『ナイチンゲール讃歌』（サイオ出版）、訳書に『看護管理の基本』（共訳、医学書院）など。他論文多数。

内　　容：　**ナイチンゲールの活躍した社会背景と辿った軌跡**

はじめに

　「ナイチンゲール看護研究会・滋賀」は創設以来、ナイチンゲールの三大覚え書といわれる『看護覚え書』（1860．1861）、『病院覚え書』（1851．1863）および『救貧覚え書』（1867）を素材として、ナイチンゲールの看護思想を学び、現場での活用について議論を重ねてきた。これらの代表的な著作をより深く理解するためには、まず、ナイチンゲールの活躍した時代の背景や実態を把握することが必要となる。加えて、その時代の中で、ナイチンゲールのたどった軌跡をからめて話をすすめたいと思う。

　ナイチンゲールの看護思想の中で、今年は新型コロナウイルスの感染防止について大きな議論の

1つとなった「換気」は、ナイチンゲールの重視するところである。この点も論じたいと思う。

Ⅰ．ナイチンゲールの生きた時代

　フローレンス・ナイチンゲール（Florence Nightingale, 1820-1910）は19世紀を生きた人である。その19世紀とはどんな時代だったのか。18世紀からの流れでみていきたい。

　18世紀のイギリスは工業が発展を続け、産業革命という社会的にも大きな変化が起きた。その結果として、労働者と資本家といった新しい関係が生まれ、これによってさまざまな問題が引き起こされることとなる。また、宗教界ではマルチン・ルター（Martin. Luther、1483～1546）が宗教革命を推進し、プロテスタント時代の波に乗って、ヨーロッパ全土に広がっていった。したがって、教会の組織の一部として設立されていた病院は、国や都市の運営に移行していくのである。このような状況のなかで宗教的な束縛はなくなり、科学的医療が行われていくのであるが、遂には精神的看護がおろそかにされるようになり、看護の暗黒時代といわれる社会になっていった。

１．19世紀のイギリスの状況

　19世紀に入って、看護は宗教から離れて社会的に活動するようになっていった。

　産業革命以降の社会の衛生状態はひどく、労働者の健康に大きな影響を与えることになった。しかし他方、科学の発展には著しいものがあり、1853年にクリミア戦争が起こり、翌年からイギリスも介入していくことになるのである。こうした社会情勢のなかで、輝かしい光の部分と影の部分である19世紀の医学の発展について述べたいと思う。

１）19世紀の医学の状況

　従来の基礎医学の発展はめざましく、病理学、衛生学、細菌学などの医学が登場し、医療に大きな影響を及ぼした。とくに生理学領域での発展は顕著で、クロード・ベルナール（Claude Bernard、1813～1878）やカール・ルートヴィヒ（Carl F. W. Ludwig、1821～1894）などが名を馳せた。病気に関する考え方も生理学の発展と顕微鏡の発達により、ルドルフ・ウイルヒョウ（Rudolf L. K. Virchow、1821～1902）により細胞病理学が唱えられた。顕微鏡の発達は、今世紀、細菌学を生み、ルイ・バスツール（Louis Pasteur、1822～1895）やロベルト・コッホ（Robert Koch、1843～1910）が、大きな功績を残した。

　また、産婦人科においては、イグナーツ・ゼンメルワイス（Ignaz P. Semmelweis、1818～1865）が産褥熱の原因を究明し、さらに麻酔法の実施などもあった、また、ジョセフ・リスター（Josegh Lister、1827～1912）は石炭酸防腐法を創始（1895）して治療に活用し、一方、キュリー夫妻（Pierre Curie、1859～1906）（Marie S. Curie、1867～1934）がラジウムを発見、医学における放射線利用の道へとつながっていった。

このように19世紀は輝かしい医学の発展の時代でもあった

文学ではレフ・トルストイ（Lev N. Tolstoj、1828～1910）や音楽でのヨハン・シュトラウス（Johann Strauss、1825～1899）など文学や音楽の領域でも花開いた時代であった。

各領域で活躍したナイチンゲールと同時代を生きた人々は図1のとおり。華やかな活動の状況がうかがえる。

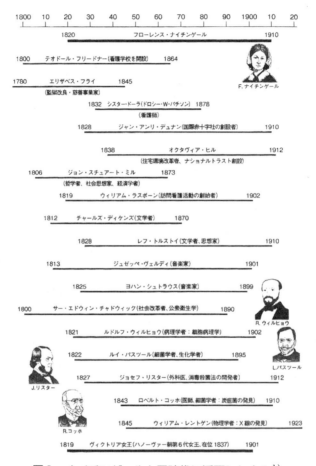

図1. ナイチンゲールと同時代に活躍した人々[1]

（石原明ほか：看護史、系統看護学講座、医学書院、1996より改変）

90年の歳月を生きたナイチンゲールの生涯は、ジョージ4世、ウイリアム4世、ヴィクトリア女王、エドワード7世までの4人の国王、女王の在位期間と重なる。とくにヴィクトリア女王（1819～1901）と重なる部分が80年に及んでいる。ヴィクトリア女王が戴冠した1837年から死亡する1901年までをヴィクトリア期とよび、イギリスが最も繁栄した時代である。そしてナイチンゲールはその時代を生きた人なのである。

当時のイギリスは7つの海を支配し、世界中に植民地を有するがゆえに「日の没することがない

帝国」と称された。

2）当時のイギリスの労働者の問題点

（1）住環境の問題（望ましい住居の必須5条件、清浄な空気、清浄な水、効率のよい排水、清潔、陽光を比較してみよう！）

（2）飲料水の問題

（3）食事の問題

（4）職場環境の問題

2．当時のイギリスの病院と医師・看護体制

ヴィクトリア時代の社会構造は3層より成り立っていた

・上流階級（3％）：病気やけがの時には、家庭に医師・看護師・家政婦を雇う

・中流階級（17〜20%）

・下層階級（80%）（労働者）：病院や救貧院で世話を受ける

1）病院について

　病院が病人の治療に重要な役割を果たすようになったのは、ここ100年余になってからのこと。病院は不衛生で劣悪な環境と運営がされていた。

（1）篤志病院（ボランタリーホスピタル）

・上流階級の人達の入院はあり得ないが、上流階級の人々の寄付によって建てられ運営されることで、上流階級の人々とつながっていた。

・聖トーマス病院も伝統的な篤志病院の1つ

・ナイチンゲールが初めて看護職についた淑女病院も篤志病院であった。

・病院における医師たちの役割と体制

・病院建築の欠陥

　病院の位置、設計上の欠陥、これらに付随する不完全な換気と過密

　これらの欠陥をどのように改善するか？

　新鮮な空気（換気）、光、充分な空間、病人を別々の建物に。

（2）救貧院（ワークハウス）

・救貧院の衛生状態は劣悪

　「貧民による貧民の看護」（評価の悪い看護師のイメージ、ディケンズの描く小説に登場する看護師ギャンプの姿）

・救貧院の看護体制

このように考えると

① 産業革命時のイギリス全体の衛生環境は劣悪であった。

　　労働者の生活状況はもちろんのこと、病院も救貧院も不衛生きわまりないものであった。

② 病院の救貧院の役割もそこで働く医師、看護師の仕事も現在とは大きく異なった。

③ 科学の進歩・発展はめざましかった。音楽や文学の発展も。

Ⅱ．ナイチンゲールの辿った道（世界と日本の動向との比較）

ナイチンゲールの辿った道を次に示した。（表１）

表１　ナイチンゲール関係年表[2]

西暦	年齢	ナイチンゲール関連事項	西暦	世界と日本の動向
1820	0	5月12日、イタリア・フローレンスで生まれる	1804	華岡青洲が世界初の全身麻酔下における乳がん手術
1837	17	初めて「神の声」を聞く	1816	ルネ・ラエネクが聴診器を発明
1839	19	ロンドン社交界にデビュー。ヴィクトリア女王に謁見する	1820	ジョージ4世即位
1843	23	ハロウェイ村の貧民小屋で病人たちの世話をする	1825	イギリス北東部で世界初の蒸気機関車による公共鉄道が開業
1844	24	看護師になる決心をする		
1845	25	ヘンリー・ニコルソンからの求婚を断る。看護師の訓練を受けることを熱望するが、家族の猛反対を受ける	1837	ビクトリア女王即位 モールスにより電信が発明される フリードナーによってドイツに看護婦養成施設カイゼルスウェルト学園創設
1847	27	シドニー・ハーバート（陸軍大臣）夫妻と出会う		
1848	28	ハーバート家に滞在し、病院改革をめざす人たちと交流	1840	英国と清間でアヘン戦争始まり、1842年南京条約で終結
1849	29	リチャード・モンクトン・ミルンズからの求婚を断る	1842	ロングが麻酔を利用した最初の手術を行う
1850	30	ドイツのカイゼルスウェルト学園を初訪問	1847	センメルワイスが産褥熱、接触感染の予防法として手洗いを提唱。消毒法および院内感染予防の先駆者
1851	31	カイゼルスウェルト学園を再訪し看護法を学ぶ	1851	ロンドンで最初の万博博覧会が開催される
1853	33	ロンドンのハーレイ街にある「婦人慈善病院」が再建され責任者に抜擢される		
1854	34	3月、クリミア戦争起こる。10月、タイムズ紙にクリミアの傷病兵の惨状が掲載される。修道女と看護師38人の従軍看護団を率いてクリミアへ。11月、スクタリに到着。八面六臂の活躍	1854	日米和親条約締結
			1858	安政の大獄 ウィルヒョウが細胞病理学を唱える
1855	35	5月、高熱で2週間生死をさまよう。11月、ナイチンゲール基金が創設される	1859	ダーウィン、種の起源を発表
1856	36	3月、陸軍の一般命令で表彰される。4月、クリミア戦争終結。8月帰国	1861	南北戦争（65年終結）
1857	37	5月、陸軍の衛生に関する王立委員会が発足。8月、過労で倒れる。以後、病床に伏す	1863	デュナンにより国際負傷軍人救護常置委員会（現・赤十字国際委員会）発足。赤十字規約の採択
1858	38	バーリントンホテルに移り住む。『病院覚え書き』を出版	1864	最初のジュネーブ条約調印
			1865	メンデルが遺伝の法則を発表
1859	39	『看護覚え書』を出版	1867	リスターが石炭酸防腐法を創始
1860	40	7月、ナイチンゲール看護師学校開設	1870	パスツールとコッホが病気の病原菌説を確立
1861	41	8月、最愛のシドニー・ハーバート死す。ナイチンゲール助産師学校開設。南北戦争中の傷病兵の看護についてアメリカに助言	1873	ハンセンは患者かららい菌を発見したことを発表
1865	45	ロンドンのサウスストリートに自宅を建て、外に一歩も出ずに仕事をする。「救貧院」の改善に取り組む	1881	パスツールが炭疽ワクチンを開発。
			1882	コッホが結核菌を発見
1867	47	彼女が奮闘し、「インドの民間人および軍人のための公衆衛生局」が設置される。妊婦の病気に関する調査に取り組む	1884	パンコーストがクェーカー教徒で乏精子症の商人の妻に人工授精を行う
			1885	パスツールが狂犬病ワクチンを開発
1874	54	父ウィリアム死す	1890	ベーリングと北里柴三郎が抗毒素を発見し、破傷風、ジフテリアのワクチンを開発
1880	60	母フランシス死す	1895	レントゲンがX線を発見。放射線診断、放射線療法の歴史が始まる
1889	69	メイ叔母死す		
1890	70	姉パーセ死す	1901	ランドシュタイナーが人に異なる血液型が存在することを発見
1901	81	ほぼ失明状態		
1907	87	国王より女性として初のメリット勲章を受ける	1906	ホプキンズがビタミンの存在を示唆し、ビタミン不足が壊血病とくる病を引き起こすと提唱
1908	88	ロンドン自由市民権を受ける		
1910	90	8月13日死す。国葬を辞退	1908	ホースリーとクラークが脳手術の定位固定法を確立

（セシル・ウーダム・スミス、武山満智子ほか訳：フローレンス・ナイチンゲールの生涯、上・下巻、現代社、1981と群ようこほか：ナイチンゲールってすごい、照林社、1989を参考に筆者作成）

１．ナイチンゲールの臨床（ロンドンのハーレイ街にある「淑女病院」総監督）

２．クリミア戦争（38人の従軍監護団を率いてクリミアへ）

3．著作『看護覚え書』『病院覚え書』『救貧覚え書』その他多くの著作

4．その他

Ⅲ．三大覚え書の学びと活用

1．『看護覚え書』からの学びと実践

・看護とは何か？

・４つのメタパラダイム「人間」、「健康」、「環境」、「看護」

・何が看護であり何が看護でないかを見分ける目

・看護の視点をもつ（看護は医学とはまったく異なる）

・生命力の消耗を最小にするための援助とは

・生命力の巾を広げるための援助とは

2．『病院覚え書』からの学びと実践

・病院とは？

・病院の備えるべき第一の条件は「病院は病人に害を与えないこと」である。

・病院構造の欠陥と望ましい姿

・新型コロナ感染について検討してみよう

3．『救貧覚え書』からの学びと実践

・援助とは何か？

・貧民の救済のためには金品を与えるのではなく、貧民が自立できるように「読み」「書き」「計算」のような実用的な知識や生き方を教える（訓練）ことである。

おわりに

　本研究会の課題として、ナイチンゲールの看護思想を学び、実践につなげる努力を重ねているが、それらを他にどのように伝えていくか（拡げていくか）である。この課題を今後の研究会の活動の中に生かしていきたい。

文献

1）石原 明他：看護史　系統看護学講座 医学書院 1996

2）セシル・ウーダム・スミス、武山満智子他訳：フローレンス・ナイチンゲールの生涯上下巻 現代社 1981

3）群ようこ他：ナイチンゲールって、すごい！ 照林社 1989

2．英国研修報告の集い

1）英国研修の行程表

F・ナイチンゲール生誕200年記念
英国研修「F・ナイチンゲールの軌跡を訪ねて」

研修日程2020年2月24日（月）～3月1日（日）7日間

日付	都市名	現地時間	交通機関	スケジュール	食事
2月24日 （月）	伊丹空港 羽田空港 ヒースロー空港	7:05発 8：10着 11：35発 15：25着	全日空986便 全日空211便	伊丹空港集合・搭乗手続き 空路にて羽田へ 到着後、乗り継ぎへ 空路にて、ロンドンへ（所要時間：12時間45分） 到着後、ロンドン市内ホテルへ 　　　　　　　　　　　　　　　　　（ロンドン泊）	朝：× 昼：機内 夕：×
2月25日 （火）	ロンドン	終日	専用バス	ホテルにて朝食 ロンドン観光 ○バッキンガム宮殿 △ウエストミンスター寺院 ☆ナイチンゲール居住跡 ☆慈善病院跡 ○大英博物館 ☆FRORIS89（ナイチンゲールのバラの香水ホワイトローズの店） ☆○クリミア記念碑（ナイチンゲール像） ○ハロッズ (Harrods) 　　　　　　　　　　　　　　　　　（ロンドン泊）	朝：○ 昼：○ 夕：×
2月26日 （水）	ロンドン	終日	専用バス	ホテルにて朝食 ☆◎ナイチンゲール博物館 視察① セントトーマス病院（変更にて外観のみ） 　　　→セントトーマス病院に勤務する看護師の体験談 ☆△キングス・カレッジ・ロンドン ○ナショナルギャラリー 　　　　　　　　　　　　　　　　　（ロンドン泊）	朝：○ 昼：○ 夕：×
2月27日 （木）	ロンドン 約130km/02：30 ロムジー 約130km/02：30 ロンドン			ホテルにて朝食 ロムジーへ（サウサンプトン近郊） ☆聖マーガレット教会のナイチンゲールの墓 ☆エンブリーパーク（ナイチンゲール冬の家） 昼食 その後、ロンドンへ ○ミュージカル（オペラ座の怪人） 　　　　　　　　　　　　　　　　　（ロンドン泊）	朝：○ 昼：○ 夕：×
2月28日 （金）	ロンドン ロンドン郊外 ウィンザー	午前 午後		ホテルにて朝食 視察② LANGDONDOWN　CENTRE ウィンザーへ ◎ウィンザー城 その後、ロンドンへ 市内レストランにて夕食（最後の晩餐） 　　　　　　　　　　　　　　　　　（ロンドン泊）	朝：○ 昼：BOX 夕：○
2月29日 （土）	ロンドン ヒースロー空港 ヒースロー空港	 16：00着 19：00発	専用バス 全日空212便	ホテルにて朝食 朝食後ロンドン市内へ ロンドン市内自由行動(シャーロックホームズ博物館) ヒースロー空港へ 出国・搭乗手続き 空路にて、羽田空港へ（所要時間：11時間50分）	朝：○ 昼：× 夕：機内
3月1日 （日）	羽田空港 伊丹空港	15：50着 19：00発 20：20着	 全日空39便	到着、入国手続き→乗り継ぎへ 空路にて、伊丹空港へ 解散	朝：機内 昼：機内 夕：×

＊旅行会社による行程表を筆者にて改変　　　　　　　　☆ナイチンゲールゆかりの地・○下車観光・◎入場観光

２）千田昌子報告

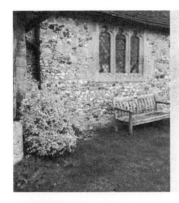
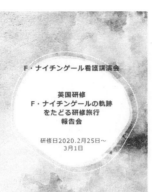

F・ナイチンゲール看護講演会

英国研修
F・ナイチンゲールの軌跡
をたどる研修旅行
報告会

研修日2020.2月25日〜
3月1日

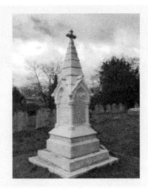

F・ナイチンゲール
のお墓と村人のお墓

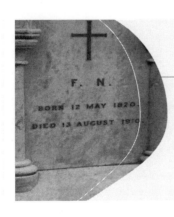

F・Nとだけ刻まれた
墓標

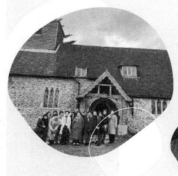

マーガレット教会の前
で研修旅行の皆さんと

教会の牧師氏

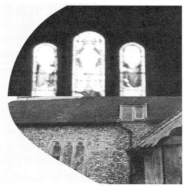

教会の内部
ステンドグラス

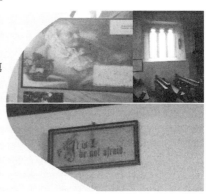

教会内の展示写真

壁のパネル
IT is be not
afraid

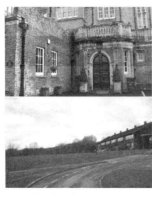

ナイチンゲール
ゆかりの地
冬の家

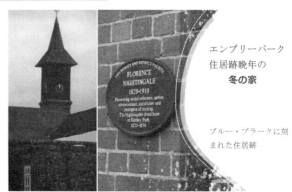

エンブリーパーク
住居跡晩年の
冬の家

ブルー・プラークに刻
まれた住居跡

3）奥田のり美報告

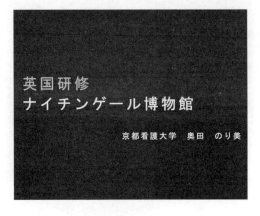

英国研修
ナイチンゲール博物館

京都看護大学　奥田　のり美

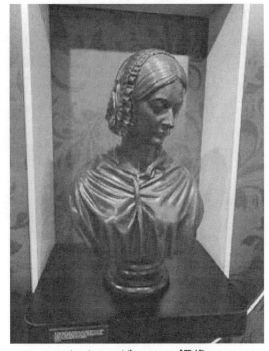

ナイチンゲールの銅像

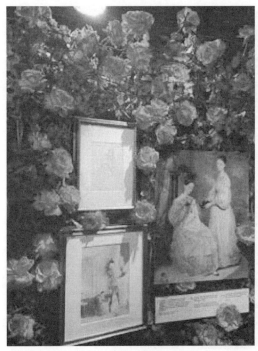

姉とナイチンゲール

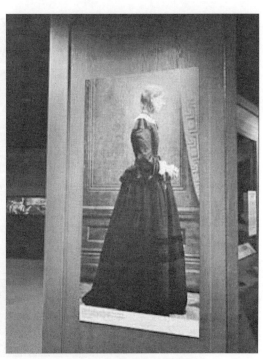

クリミア戦争後帰国時

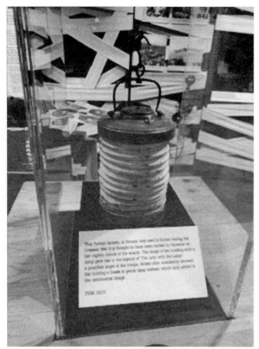

トルコランプ

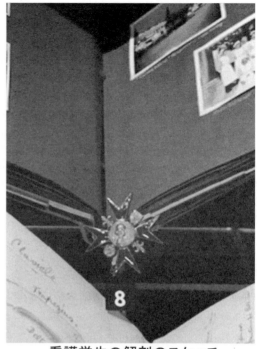

看護学生の解剖のスケッチ

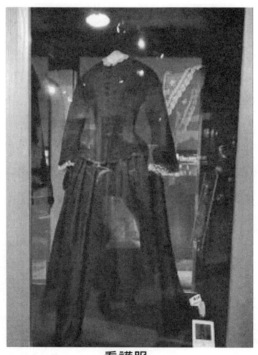

看護服

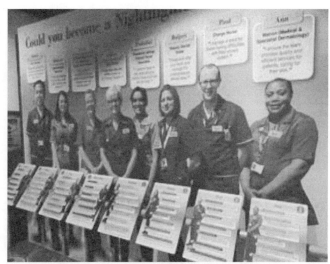

セント　トーマス病院の看護スタッフ

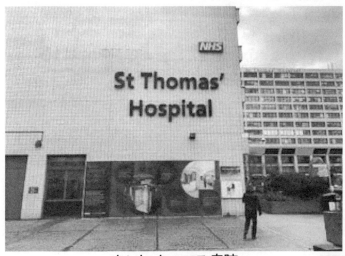

セント　トーマス病院

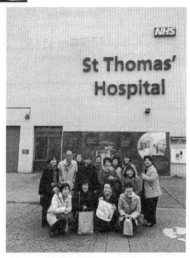

４）桶河華代報告

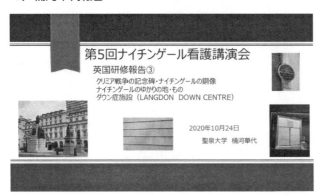

第5回ナイチンゲール看護講演会
英国研修報告③
クリミア戦争の記念碑・ナイチンゲールの銅像
ナイチンゲールのゆかりの地・もの
ダウン症施設（LANGDON DOWN CENTRE）

2020年10月24日

聖泉大学　桶河華代

Guards Crimean War Memorial と Florence Nightingale の像

クリミア戦争碑
フローレンス・ナイチンゲール像
初代ハーバート・オブ・リー男爵
シドニー・ハーバート

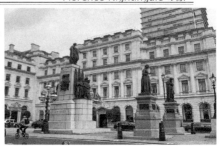

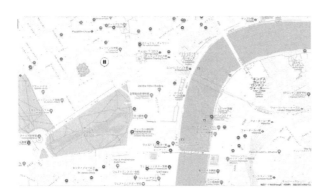

ナイチンゲールゆかりの地

1854年10月21日クリミアへ
出発

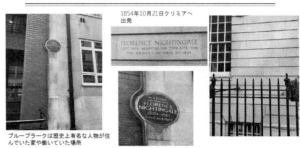

ブルーブラークは歴史上有名な人物が住んでいた家や働いていた場所

シャーロックホームズのブループラーク（実在の人物ではない唯一）

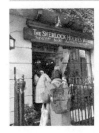 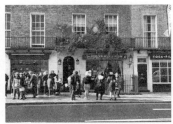

FLORIS：英国王室御用達・香りの最高峰

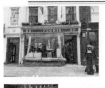

専属の調香師

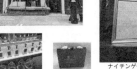

ナイチンゲール直筆のお礼状

ヴィクトリア女王やフローレンス・ナイチンゲールも魅了された優雅なバラの香り

ダウン症施設（LANGDON　DOWN CENTRE）

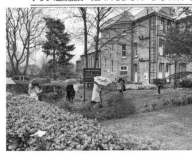 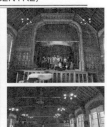

英国研修　写真展開催のご案内

場　所：聖泉大学ラウンジ
日　時：10月末から11月上旬

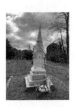 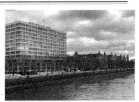

ご清聴ありがとうございました

3. 講演会からの学び

1)「ナイチンゲール看護講演会」に参加して

山口　昌子

　私は長年急性期の現場で働き、在宅、施設をまわり、それぞれの現場での看護について考えさせられるものがありました。その経過を経てからの大学院での看護理論の授業はとても有意義なものでした。私は大学院に入り何十年ぶりでナイチンゲールの看護理論を改めて学ぶ機会を得ました。学生の頃には詳しく習ったはずなのですが、実践に出て仕事をしているとナイチンゲールの理論は頭の片隅にもなく仕事をしていたと思いました。今回、ナイチンゲール研究会で「ナイチンゲールの活躍した社会背景と辿った軌跡」というタイトルの講演を聞くことができ、新たに偉大なるナイチンゲールの業績と看護とは何かを、深く考える機会になりました。また、ナイチンゲールの活躍した聖地であるイギリスの記念館などの話も聞き、さらにナイチンゲールの生きた時代、『看護覚え書』などが書かれた経緯などを詳しく知る機会になりました。医学とは全く違う看護という領域を新たに振り返り、今後の看護実践に活かしていくために、看護研究に活かしていく思いで講演を聞きました。

　看護実践において、ナイチンゲールの教えが様々なかたちとなって日々の実践で活かされてケアされています。ナイチンゲールは看護とは、「患者の生命力の消耗を最小にするよう生活過程を整えること」と定義しています。「健康とは、もてる力を十分に活用できる状態」と定義しています。この定義をした時代背景や衛生環境、ナイチンゲールがクリミア戦争で体験した看護の中からこの定義ができ、現代でもこの理論が不変なく看護実践で活かされている、この言葉のもつ重さを痛感しました。

　現在、新型コロナ感染が世界中で猛威を振るい、日本では第3波が押し寄せてきています。世界中がコロナ禍の中で重症患者を受け入れ医療、看護が行われています。先日TVで新型コロナ感染患者が回復してからインタビューに答えていました。「コロナ感染しただけで死の恐怖を感じ、さらに状態が悪くなって生きる望みすらなかった。その中で看護師が身体を拭きながら、やさしく「大丈夫ですよ、きっとよくなりますよ」という言葉かけが死の恐怖から逃れることができた。何も考えることができなかった自分が生きようと思えるようになった。看護師のこの言葉に救われた」と話されていました。まさに、ナイチンゲールが定義した「自然の回復過程を中断せずに生命力の消耗を最小限にするように整えること」である看護が行われたと言えます。

　コロナ感染対策として3密を避ける、手洗い、換気、マスクの着用など対策が各家庭や施設などで実践されているが、まさにナイチンゲールがイギリスの市民の生活を見て看護の必要性を記載した内容が、何十年（約100年）が過ぎた現代のコロナ感染においてもナイチンゲールの教えが生きているといえます。なぜ、あの時代にこのことが必要であることを明確に記載できたのは天才的と

思えます。私たち看護師は新型コロナ感染をとおして、看護とは何かを、見直すきっかけになっています。今まで看護が歩んできた軌跡をたどり、総合的に患者を観ることができる機会になったと考えました。

　医学が進歩し、看護も専門性が重要視される時代に変わりました。次の医療の姿も変わっていくことが考えられるが看護の理論は変わらず、次世代の看護のメッセージもナイチンゲールの理論が受け継がれていくと考えられます。コロナ感染での対応は、看護に求められたものを振り返り、看護の原点（＝ナイチンゲールの覚え書）を見つめるきっかけになったと思います。コロナ禍でWebでの研究会だからこそ、コロナ禍での開催はとても有意義なものであったと思います。今回のコロナ感染パンデミックの時こそ、看護の原点である自然免疫力を高め、NKキラー細胞の活性を図るケアの可能性が高く、看護の本質の実証的実践、安楽なケアの価値を追求し患者のQOLを向上させる看護につながっていくと考えます。ナイチンゲール研究会に参加して、今こそ看護の強みを実践するときではないかと思いました。

２）「ナイチンゲールの活躍した社会背景と辿った軌跡」に参加して

齋藤　京子

　「ナイチンゲール看護研究会・滋賀」に参加して４年が経過した。それまでイメージしていたナイチンゲール像は研究会に参加する度に塗り替えられ、その強靭な看護への姿勢に圧倒されてきた。

　今回の講演会では、ナイチンゲールが活躍した時代に、細菌学者のパスツールや文学者のトルストイ、音楽家のシュトラウス等々が存在していたことを知った。歴史に弱い私でも一度は耳にした事のある著名な方々だ。また、ナイチンゲールは、ヴィクトリア女王と手紙や香水のやりとり等、親しく交流されていた事が紹介された。歴史上の人物との華やかな交流はどのようなものだったのだろうと思いを馳せながら聞き入った。

　講演の中で、18世紀イギリスの時代背景と病院の成り立ちが紹介された。18世紀のイギリスは、人力から機械へと大きく移り変わる産業革命の時代である。その時代の流れの中で、ナイチンゲールが誕生し、医学の発展と共に、看護の近代化が進められた。社会発展の影で、労働者の住環境、飲水、食事、職場環境が健康被害をもたらし、労働者確保が課題となっていた。

　さらに、18世紀の社会構造は、上流、中流、下流階級に分けられる。３％が上流階層でそれ以外は労働者である。病気となれば３％の上流階級は家庭に医師、看護師、家政婦を雇い治療が行われるが、80％の下層階級は病院や救貧院で世話を受ける。下層階級が治療を受ける篤志病院は、ボランタリーホスピタルと呼ばれ、上流階級の人たちの寄付によって建てられた。しかし、その病院は、不衛生で劣悪な環境で運営されたものであった。また、救貧院というワーク・ハウスと呼ばれる施設がある。そこは、さらに衛生状態は劣悪であり、資料で紹介された挿絵には棺桶のようなベッド

が隙間なく置かれ、そこに人が寝かされ、その側を人が所狭しと、動いている様子が描かれている。いわゆる密の状態である、との説明があった。ナイチンゲールが換気の悪さを指摘した点に頷ける状態であった。

　他に、看護師を描いた挿絵が紹介された。ベッドに横たわる病人の傍に、だらしなく椅子に座り眠りこけている看護師、全く品位を感じる姿ではなかった。その挿絵を一目見るだけで、当時の看護のレベルをうかがいしることができた。看護師が付いていても怠慢な看護の様子に、ナイチンゲールが看護の質に対して言及した事が挿絵の紹介から想像できた。

　ナイチンゲールは、『救貧覚え書』のなかで、貧民の救済のためには金品を与えるのではなく、貧民が自立できるように「読み」「書き」「計算」のような実用的な知識や生き方を教える事である、と述べている。ナイチンゲールは、健康に生きるには、清潔な環境が大事で有り、また、人々が健康に向かう教育が必要と解いている。この事を現代に置いて考えてみると、まず一つ目に、今、新型コロナウイルスによって換気の問題や手指衛生の徹底が見直されている。二つ目に、2025年に向けて地域包括ケアシステム構想が勧められている。この社会システムを効果的に機能させていくために「自助、公助、互助、共助」を基本的考えとし、このうち「自助」は自分の健康は自分で管理する、自発的に自身の生活課題を解決する力を指している。これら二つの事は、ナイチンゲールが唱えた環境の大切さや健康に欠かせない自立の精神と同じだと感じる。

　新型コロナウイルスの感染状況は日々テレビのニュースで報道され、日本の感染者や死者が世界に比べると圧倒的に少ないと話題になっている。日本人の生活習慣、握手やハグの習慣が無いこと、手洗いなどの保清に関する日本人の徹底ぶりが要因であるとした専門家の発言もある。日本の保健衛生は第二次世界大戦後にGHQによって整備がなされてきた。その時に、ナイチンゲール看護学校で学んだ弟子たちによって日本の看護の基礎が作られている。日本の看護教育や看護師達は、着実にナイチンゲール看護思想を、日本の保健衛生に根付かせ知らず知らずに、住民の生活の中に溶け込ませることに成功していると考えられないだろうか。時を超え、国を超えてナイチンゲールは今の日本に、受け継がれていると感じた。今回の講演を拝聴しながら、そのような勝手な事を考えた。

　講演会の後半に、今年2月にイギリスに行かれ、ナイチンゲールに関連した史跡を巡られた先生方の報告が写真と共に発表された。話だけでは伝わらない事も、その土地の空気感や異国感が伝わり、研修に参加した先生方が良い経験をされたのだろうと想像した。いつか余裕が出来たら巡ってみたいという感想を持った。

3）「ナイチンゲールの活躍した社会背景と辿った軌跡」講演会に参加して

片山　初美

　今回の講演会は、コロナ禍の中ということもあり、Web講演会となったが、学生である私は、幸運にも対面で聴講させて頂くことができた。個人的にWeb授業になかなか慣れずにいたので、やはり対面は有難かった。

　「クリミアの天使」「白衣の天使」といわれるナイチンゲールであるが、ナイチンゲールの人物像、活躍した当時の社会背景までを学んだのは、昨年度の大学院での授業が初めてであった。勿論、『看護覚え書』や看護理論のことは、理論が苦手な私でも多少の知識はあったが、ナイチンゲールのことを知れば知るほどその偉大さを痛感していった。

　今回の講演会では、まず、ナイチンゲールの生きた19世紀のイギリスの状況について、まるでその時代をナイチンゲールと共に生きてきたかのような城ケ端先生の話に引き込まれた。何度聞いても、城ケ端先生の話は面白い。穏やかな口調であるが、めりはりがあり、もっと聞きたくなってしまう。御高名な城ケ端先生には申し訳ないが、先生の喉の調子が良ければ、何時間でも聴いていたい。

　先生の口から語られた19世紀のイギリスは、劣悪な衛生状態であった。それは、私の想像をはるかに超えており、人口の80％を占める下層階級である労働者たちの当時の暮らしを思うと胸が苦しくなった。汚物、糞尿が路地のわきのどぶに投げ捨てられる、家々が密集しており風通しが悪く、悪臭が漂い、健康状態を脅かすのは当然のことで、住む家さえない人も多く、平均寿命が25歳程度であったと言われても納得できる。住居の問題、飲料水の問題、食事の問題、職場環境の問題など、頑張ってもどうしようもない社会背景の中に当時の労働者たちは生活をしていた。病院も篤志病院（ボランタリーホスピタル）はまだマシであるが、救貧院（ワークハウス）の衛生状態も、想像を超える劣悪な環境であった。

　イギリスがこのような時代であった中、ナイチンゲールは、両親が長期にわたる新婚旅行中に、イタリアのフィレンツェで誕生した。ナイチンゲールは、3％しかいない上流階級出身であり、語学、数学、天文学など家庭教師による高い教養を受けていたということを聴いただけでも、下層階級である労働者とは比べることができない程、恵まれた環境で育ってきたことがわかる。

　まず、ここまでの背景だけを聞いても、華やかで優雅な暮らしの中に身を置きながら、どうして看護の道を選んだのだろうか？と、ナイチンゲールに対する興味を持つことができる。「看護は、その時代を生きた人々の健康ニーズや社会的な要請を受けて変化し、発展して今日に至った長い歴史を持っている。看護理論もまた、看護理論家たちの生きた時代の情勢や思想の影響を受けながら、社会的要請や人々のニーズなどから、さまざまな理論が開発され今日に至っている」[1)] つまり、理論を学ぶ時は、その理論家の生きた時代背景まで考えることで、なぜその理論が生まれたのかが理解し易くなる。成程、ナイチンゲールが環境に焦点を当て、環境と人間の健康状態との関係につ

いて述べていることも納得できる。望ましい住居の必須5条件である、清浄な空気、清浄な水、効率のよい排水、清潔、陽光も、当時のイギリスの労働者の劣悪な環境を考えると、まず住環境を整えることが大事であると考えたことは納得できる。

　ナイチンゲールは、ロンドンのハーレイ街にある「淑女病院」の総監督、つまり看護部長となり知識と才能を発揮することになる。38人の従軍看護団を率いてクリミアに行き、傷ついた兵士を看病する姿、薄暗い病院の中を、ランプを持ち兵士に寄り添う姿は、誰もが知る光景であり、天使そのものであった。ナイチンゲールの活躍は、クリミア戦争で負傷した兵士の死亡率を激減させたことで知られており、42.7％であった死亡率が、ナイチンケールが赴任した6ケ月後には、なんと2.2％まで減少がみられた。病室の清掃、換気、温かい飲み物や食事を提供するという、兵士たちの生活環境を改善したことで死亡率の改善に繋がったのである。やはりここでも、環境を整えることが一番重要であると考えたナイチンゲールの理論に納得することができる。

　次に、城ケ端先生は、三大覚え書といわれる、『看護覚え書』『病院覚え書』『救貧覚え書』についての話をされた。このなかで、私が興味深かったのは、当たり前ではあるが、「病院の備えるべき第一条件は、病院は病人に害を与えないことである」という点と、「貧民救済のためには金品を与えるのではなく、貧民が自立できるように“読み”“書き”“計算”のような実用的な知識や生き方を教えることである」という点であった。今では当たり前であるが、生きることだけで精一杯であった下層階級の労働者が大半を占めていた時代に、ナイチンゲールが残した言葉は重みがある。そしてその思想は、時代が変わった今も引き継がれている。

　今、コロナ禍で全世界が揺れている。ワクチンの効果に期待するところは大きいが、コロナの流行も、まさに環境を整えることで食い止めることができるのは間違いない。

　ナイチンゲールの看護理論は、決して古いものではないし、現代に通じるものである。古くて新しい看護理論であり、今回の講演の学びを実践に活かさなければいけないと感じている。

　後半は、桶河先生たちが行かれた2週間のイギリス研修内容についての講演を聴くことが出来た。滞在中の食事や街の様子など、素晴らしいアングルで撮影された多くの写真を見せて頂くことが出来、ナイチンゲールの軌跡を感じることができた。何度かイギリスに行かれた桶河先生が、「今回の食事は美味しかった」と言っておられ、イギリスと言えば紅茶しか思いつかない私であるが、イギリスの食べ物を味わいたいと思った。そして、伝統的な篤志病院の1つだと言われている聖トーマス病院も実際に見てみたいと、先生が撮影された写真を見て思った。

　最後に、ナイチンゲールの理論も聴いただけで終わらず、この貴重な体験と合わせて、臨床で働く仲間たちに伝えていくという役割が私に与えられた課題だと考えている。

　今回は、城ケ端先生の講演を聴講させて頂き、さらにイギリス体験の貴重な話も伺うことができたことに感謝しています。有難う御座いました。

文献

1）城ケ端初子 大川眞紀子 井上美代江：看護理論の発展経過と現状および展望 聖泉看護学研究（5）p1-12

4）「ナイチンゲールの活躍した社会背景と辿った軌跡」

中川　加奈子

　私は、看護学校卒業後、三次救急の病院で20年働いている。日々、外傷などの救急患者も多く、業務に追われている日々であったが、今年大学院に入学したことで、看護理論をじっくり学ぶ機会を得た。今回はナイチンゲール誕生200年ということで、「ナイチンゲールの活躍した社会背景と辿った軌跡」の講演に参加した。私の看護学校時代は、実習で記録を書く時にナイチンゲールの看護理論を使った覚えがあるが、現場に出てからは、看護理論を活用しながら看護をすることを実践することが出来ていなかったと思う。今回の講演で、ナイチンゲールがどのような時代を過ごし、そこで何を思い活動したのか、その偉大さを学ぶきっかけになった。ナイチンゲールは「環境」と人間の健康状態との関係に着目し「環境」に焦点をあてた看護論と看護の取り組みを展開した。ナイチンゲールの看護は「自然が患者を働きやすいように最も良い状態におくこと」と述べている。また、「最も良い状態」とは、患者がもてる生命力を最大限に発揮できるように、呼吸する空気、水、日光、食物、身体の清潔や住居の衛生などを整えることである。ナイチンゲールが、患者の疾患の看護に焦点を当てるのではなく、人の生活している環境について焦点をあてている。「環境」と一言で表しても、周りの環境が劣悪な状態である時、その状況下で患者のために何を行うべきかと狭い視野で考えがちであるが、ナイチンゲールは、環境を整えれば、病気になる人や、死亡する人が減少すると考えられることが、私にとって素晴らしいことだと思った。私が、ナイチンゲールの過ごした18世紀、19世紀に存在していても、環境を整えようと思ったのだろうかと思うと、自信がない。私であれば、その時代に生きていたなら、環境に焦点をあてずに、先に述べたようにおかれた環境の中で、この患者をどうすればよいかという、患者の疾患の看護を考えたように思う。環境を整備すれば、病に侵される人が少なくなり、健康な人が多くなると結びつけられなかったと思うと、ナイチンゲールの功績は素晴らしく、私の看護をもう一度考え直すことができた。

　現在は、新型コロナウイルスが蔓延し第三波がやってきている。新型コロナウイルスに感染した患者は、治療薬もなく「死ぬかもしれない」という恐怖の中で入院し、看護師は患者の不安の除去に努めている。また、看護師自体も新型コロナウイルスに感染するかもしれないという不安の中、日々看護にあたっている現状がある。そのような状況の中でも、患者が治ってほしいと思い、日々ケアを行っている。これも、ナイチンゲールの看護理論が、現場では、ナイチンゲールの看護理論と思っていなくても日々実践していることだと思った。看護師は看護理論を知って看護実践することも必要であると思うが、自然に看護理論を取り入れて看護実践が行われていることも、ナイチン

ゲールが築いてきた功績だと改めて感じた。

　時代も移り変わり、医学も進歩していくなかで、これからの時代に即した看護理論も出てくると思うが、ナイチンゲールの看護理論が基本となり現在の理論にも受け継がれていると感じる。

　今回の講演で、ナイチンゲールの生涯や功績、社会背景について深く学ぶことができた。私は、これから20年は実践現場で働くであろうと思う。今回の講演への参加は自分自身の今までの看護実践の振り返りと、これからの看護について考えるきっかけになりとても有意義な研修になった。

5）「ナイチンゲールの活躍した社会背景と辿った軌跡」に参加して

近野　由美

　今回はナイチンゲール誕生200年ということで、「ナイチンゲールの活躍した社会背景と辿った軌跡」の講演会に参加し、ナイチンゲールの功績を振り返る機会を得た。19世紀、ナイチンゲールは労働者の健康には住環境の問題が大きく関わっており「清浄な空気」「清浄な水」「効率の良い排水」「清潔」「陽光」を整えることが必要であると考え、医療の現場でも劣悪な環境では健康の「修復過程」が滞るとしている。さらに、ナイチンゲールの活動で特記すべきことは、統計学を駆使して陸軍の兵士の死因別死亡率を表したグラフにより伝染病で死亡する兵士の数が圧倒的に多いことを示し、病院の環境を整えるという事の重要性を認識させたことであった。グラフなどの基本的なものも確立していないときにあってナイチンゲールは、図や表を使って説明する手法をとり多くの人の理解を得るように働きかけたことは有意義なことであったと考える。

　ナイチンゲールは『看護覚え書』の「はじめに」の中で「この覚え書きは、看護の考え方の法則を述べて看護師が自分で看護を学べるようにしようとしたものではけっしてないし、ましてや看護師に看護することを教えるための手引書でもない。これは他人の健康について直接責任を負っている女性たちに、考え方のヒントを与えたいという、ただそれだけの目的で書かれたものである。英国では女性の誰もが、あるいは少なくともほとんどすべての女性が、一生のうちに何回かは、子供とか病人とか、とにかく誰かの健康上の責任を負うことになる。言い換えれば、女性は誰もが看護師なのである。日々の健康上の知識や看護の知識は、つまり病気にかからないような、あるいは病気から回復できるような状態に体を整えるための知識は、もっと重視されてよい。こうした知識は誰もが身につけておくべきものであって、それは専門家のみが身につけうる医学知識とははっきり区別されるものである」[1] と述べており、また、「私は、女性たちにいかに看護するかを教えようとは思っていない。むしろ、彼女たちに自ら学んでもらいたいと願っている」[2] とも述べている。

　まさに今「コロナ禍」の中だからこそ、「換気」の問題は、もう一度現場の確認をする基本となるべき事柄であり、そのまま現代の社会生活の中でも最重要項目として整えるべきことであると考える。感染拡大の傾向にある社会で、今こそ医療職だけではなく社会生活を送る誰もが考えて生活

することが求められているのだと認識し、自ら学ぶという姿勢を求めていたナイチンゲールの思い
に今こそ応えるべきではないかと考える。

　今回の講演会の中でショッキングだったのは、『「貧民による貧民の看護」（評価の悪い看護師の
イメージ、ディケンズの描く小説に登場する看護師ギャンプの姿）（図2）』[3] だった。その時代の
看護師は、「酔っぱらいで手のつけようもない女性が看護に当たっていたと、風刺画にさえ描かれ
ておりました。それがナイチンゲールの登場によって、尊敬すべき人が看護師となり、職業として
の社会的評価が高まったといわれています」[4] と述べられている。看護師は専門性のある職業とし
てプライドを持って歩んできた自分にとっては信じがたい事実であったが、ナイチンゲールの看護
教育は、そのような背景から脱却し、その専門性を確立するべく独自のポリシーをもって進められ
てきている。その内容はというと、「看護学校は、ナイチンゲール基金で運営されました。つまり、
学校はセント・トーマス病院内にありましたが、財政的には病院とは別個のもので独立していると
いうことです（経済的独立）。ほかにも看護師は看護師であって医師ではない。看護師のすべての
ことは自分たちの手で行う。教育・監督・指導・生活の保証も他の手を借りず、看護師が自ら進ん
で行うことである（職業的自由、精神的自立）と述べています」[5] とされ、看護師の専門職業人と
しての地位が確立されてきた背景にはナイチンゲールの功績が大きな役割を果たしていると言える
のでないだろうか。

　今回の講演会を通してナイチンゲールの軌跡を辿ってみると、自分自身が看護師として看護の視
点を持ち、生命力の消耗を最小にするための援助を行うこと、何が看護で何が看護でないかを見分
けることができるようより一層の学びを継続していくことが重要であるということを再認識するこ
とができた。また、これからの看護を担う人たちに対しても、その視点をもった関わりを行い育て
ていくことが重要であると考えるに至った。

文献

1）湯槇ます他訳：フローレンス・ナイチンゲール看護覚え書 現代社 2020　p1-2

2）前提書1）p2

3）城ケ端初子著：ナイチンゲール看護研究会・滋賀 2020．10．24資料　p3

4）城ケ端初子編著：ナイチンゲール讃歌 サイオ出版 2015　p19

5）前提書4）p20-21

6）「ナイチンゲールの活躍した社会背景と辿った軌跡」から学ぶコロナ禍における看護

帰山　雅宏

　現在、新型コロナウイルス感染症の流行に伴い、メディアでは「Withコロナ」「新しい生活様式」と言われており、様々な学会や研修などが三密を避けるためにオンラインでの研修に変更になり開催されている。ナイチンゲール看護講演会でも例外ではなく、今年度のナイチンゲール看護講演会もオンラインによる新しい形式での講演会であった。

　今回の講演会に参加し、ナイチンゲールの活躍した時代を振り返ると、ナイチンゲールの活躍した19世紀において、産業革命という大きな社会の変化が起き、工場などの労働者が都市部に集中し、生活環境が貧富の差によって不衛生なものとなった。現在とインフラの状況が違うこともあり、排泄物を側溝などに処分することによって水質汚染が生じ、井戸水を利用している低所得者の間ではコレラが流行した。またこの時代のイギリスは工場からの排気で汚れた空気の影響と、今と比べて医学が発達していないことから天然痘や結核など伝染病の流行があった。そのような時代背景があってナイチンゲールは、『看護覚え書』の住居の衛生の章の中で「肺結核が家の中の汚れた空気によって、すなわち人体からの汚れた空気によって引き起こされることが多く、その割合が他のすべての原因をひとまとめにしたものよりも高いことは明らかです」[1]と述べている。新型コロナウイルス感染症とは違うものの、この時代から汚れた空気が、感染を蔓延させていることの一因であることを指摘している。現在、新型コロナウイルス感染症の流行に伴い、新鮮な空気の重要性について着目したい。その理由として、現在の病院などの多くの療養環境には空調が整備され、一年中気温が管理されている。環境整備を実施する時や食事や排泄物の匂いが籠り、明らかに臭いと感じる時は換気を行っているが、換気扇が備わっており、多くの看護業務を行わなければならない状況の中で、換気を意識して行っていないように感じる。また、自宅においても、新型コロナウイルス感染症が流行するまでは、定期的に窓を開けて換気する機会が多くはなかった。どちらかと言うと、省エネを意識し、できるだけ外気が室内へ入らないようにしていた時期もあった。現在の療養環境や自分の生活を振り返ってみると、換気についての意識が低く、換気について改めて見直さなければならないのではないかと感じた。

　また、ナイチンゲールは、「このようによどんだ汚れた空気の中から「若い貴婦人たち」と兵士たちは天候に関わりなく夜中に出かけていきます。（中略）すなわち、大勢の人のひしめくパーティー会場と、歩哨詰め所です。そして両者とも過密と換気不足で皮膚や肺の機能が低下したところへ、湿っぽい夜気にあたりながら帰途について、胸部疾患、それも特に肺結核に冒されてしまうのです」[2]と述べている。この時代のパーティー会場がどのようなものだったのかは十分に理解していないが、この時代から密閉・密集・密接について指摘しており、三密を避けることの重要性を明らかにしている。

　これらのことから、コロナ禍でWithコロナと言われて新しい生活様式になることを求められているが、新しい様式にすることだけでなく、基本に立ち戻り、ナイチンゲールの述べている適切に環境を整えることが重要であり、今一度生活の中や療養環境において適切に環境を整えることが行えているか振り返ることが必要なのではないかと思う。自分自身のことを振り返ると、看護基礎教育を終えたすぐは、『看護覚え書』が翻訳された文章である関係もあり、ナイチンゲールが述べている『看護覚え書』の書かれている内容を自分の中に落とし込むことが十分にできていなかった。臨床で看護を行っている時も業務に追われナイチンゲールの理論を意識して看護実践してきたとは言い切れない。ナイチンゲール研究会に参加させていただくようになり、基礎教育に携わるようになった現在、先生方や看護実践家のみなさんと看護について話し合うことでナイチンゲールの理論が看護の礎になっているとひしひしと感じる。

　我々が今後できることとしては、今までの経験から得た学びを、ナイチンゲールの思想を自分の中に落とし込めていなかった以前の自分と同じような後輩に、言語化して伝えていくことが必要なのではないか。看護基礎教育が行われている機関が増え、毎年多くの看護師が輩出されている中で、歴史上の人物としての認識だけではなく、ナイチンゲールの思想について関心を持ち、実践に活かせるようになることが重要と考える。治療薬やワクチンが重要であることに間違いはないが、それらにばかり関心を向け頼るのではなく、ナイチンゲールの教えである基本的なことを実践していき、何が必要なことで何かそうではないものなのかを見定めていきながら感染を防ぐこと、広めるのをとどめることがコロナ禍の今の社会にとって大事であると考える。

　ナイチンゲール看護講演会に参加させていただけたことでまた一つ自身の看護実践や教育について振り返り考える時間となった。自分が理解できている部分はほんの一部かもしれないが、これからも少しずつ理解を深めていき実践に役立てたいと思う。

文献

1）フローレンス・ナイチンゲール著　小林章夫他訳：看護覚え書 うぶすな書院 1999　p31
2）前掲書1）p31

7）「ナイチンゲールの活躍した社会背景と辿った軌跡」講演会を通しての学び

松岡　美陽

　ナイチンゲールが活躍した19世紀のイギリスは、最も栄えた時代であり工業の発展が著しかった。しかし、衛生状態が悪く、労働者達は過酷な環境で生活していた。住環境は、風通しの悪い日の当たらない狭い部屋に多くの人が共同生活を送っていた。家と家との間は狭く、隣に飛び移ることのできるほどの間隔しかあいていなかった。また、トイレは共同トイレであり、夜間は部屋に簡易トイレを設置し生活していた。そして、排泄物は家の間の側溝へ流しており、その水は全てテムズ川へ流れていた。テムズ川は、その地域の方の生活用水としても使用しており、決して綺麗とは言えない水を飲んで生活していた。そのため、コレラ等の感染症はすぐに広まっていった。ナイチンゲールは、『看護覚え書』で住居の健康を守るためには、「1清浄な空気、2清浄な水、3効果的は排水、4清潔、5陽光。これらのどれを欠いても住居が健康的であるはずがない。そして、これらに不備や不足があれば、それに比例して、住居は不衛生となる」と述べている。このことから、19世紀のイギリスの住環境は、5つのすべてが満たされていない不衛生な環境で生活をしていたことが分かる。そこで生活する人たちは、健康的な生活を送れていなかったことが容易に想像できる。現在の日本では、上記の5つが整っている住居で生活していることがほとんどであり、健康を守るために必要であるものと意識することは少なく、ナイチンゲールの話を聞いて改めて大切なことであると再認識することができた。

　その時代の病院は、上流階級の人がお金を出し合い、建てられたボランタリーホスピタルと、貧しい最下級の人が入っていたワーク・ハウスがあった。どちらも資格を持った看護師はいなかった。病院の環境は悪く、壁紙が汚くなれば、新しいものをその上から貼っており、風通しの悪い分厚い壁紙であった。また、ワーク・ハウスでは、少し動ける貧しい人が看護していたため、適切な看護は行われていなかった。寝具やタオルも1週間に1度洗濯できれば良いほうであり、貧しくても絶対に入りたくないと言われていた場所であった。このように、病院といっても貧しい人を収容する場所として考えられていた。『病院覚え書』では、「病院は病人に害を与えないこと」が大切であると言われている。それは、このような状況の時代背景から述べられているものであると考えられる。

　現在、新型コロナウイルス拡大に伴い、「換気」が大切であると言われている。ナイチンゲールもまた、外気を部屋に取り込むことはとても大切なことであると述べている。ナイチンゲールは、19世紀から、環境を整えることは大切であり、最低条件であるといっている。人間が健康でいるためには、「空気、換気、光、太陽、空間」を適切に保つことが必要である。私たちが生活していく中で当たり前のことが本当に確保できているのか、看護を提供する中で環境にもしっかりと視点をおいて行動していく必要があると学んだ。そして、ナイチンゲールは、看護とは何かを作り上げてきた私たちにとってかけがえのない人物である。

8）「ナイチンゲールの活躍した社会背景と辿った軌跡」について

後藤　則子

　まずは、ナイチンゲールを再度学ぶ機会に恵まれたことを深く感謝しています。学生時代に学んで以来、ナイチンゲールの像は見ても、その理論を深く知る努力をしてこなかった私ですが、彼女の生きていた社会を見つめながら、改めてその偉大さに驚くばかりです。

　今回ナイチンゲールの講演を聞いて、2011年に起きた東北大震災のとき、滋賀県から派遣されて1週間ほど福島県で支援したときのことを鮮明に思い出しました。今のように避難所が整然としていなかったので、支援して2日目ぐらいに発熱、嘔吐、下痢する人が出たと思ったら、あっという間に避難所中に感染性胃腸炎が蔓延してしまいました。感染の拡大を防ぐべく、次亜塩素酸ナトリウムを噴霧しながら、換気を促したことを覚えています。症状のひどい人は別室対応ができないほど、広い体育館に大勢の人がいて、なかなか感染の拡大を防ぐことがままならない状態でしたが、約2週間で収束した経験は生涯忘れられないものでした。振り返ってみると、この時の換気や感染予防対策の根幹になっているのがナイチンゲールの『看護覚え書』の衛生の知識そのものでした。ナイチンゲールの教えは現代においても、決して古くはなく、むしろ看護の根幹であることを再認識した体験でした。

　城ケ端先生が講演したナイチンゲールが活躍した時代を聞いたとき、産業革命の時代で、石炭から出る煙で、数メートル先も見えないほど空気が汚染されており、また下水道が完備していないため人間の排泄物が道路にあふれかえっていた時代は、確かに環境が優先されるべき時代でしたが、ナイチンゲールが今のようにエビデンスが明確でない時代に、自ら考え、覚書として後世に伝えたことは凄いことだと、今更ながら感銘しています。

　ナイチンゲールは『看護覚え書』のほかにも、『病院覚え書』など様々な考えを文章で残したことをこの講演で知ることができました。『病院覚え書』のほかにも、驚いたエピソードがあります。それは、クリミア戦争で亡くなった兵士の原因をカウントして、実は感染症で亡くなった兵士が多かった事実を突き止めたことです。感覚だけでなく、実数としてカウントすることは現代では当たり前ですが、パソコンも無い時代に一つ一つ手動でカウントすることは、膨大で根気が必要な作業だったことでしょう。思い返せば、私が保健師として働き始めたときに、鎌田昭二郎先生（公衆衛生医師）と一緒に保健所の倉庫で直接死亡小票を数えたことを思い出しました。鎌田先生は施策を企画する上でも、根拠として事実を数字化することの大切さを教えていただきましたが、ナイチンゲールは200年も前から、その基礎を実践していたことに驚きを隠せません。

　温故知新という言葉があるように、昔のことを振り返ることはとても大切だと痛感した研修会でした。今まさに新型コロナウイルスの感染で、世界中が当たり前にできていたことを我慢せざるを得ない事態となっています。看護職として、今やるべきことは新型コロナウイルスの対応だけでなく、基本に振り返って根本を見直すことも同時に必要ではないかと考えます。

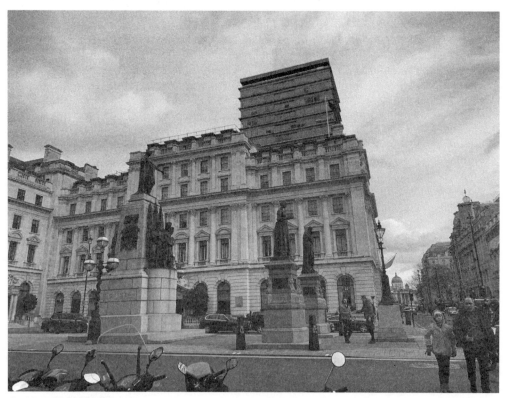
クリミア戦争記念碑

第4部

研究会例会を通しての学び

1. 「ナイチンゲール看護研究会・滋賀」に参加して

吉永　典子

　私は2018年から、ナイチンゲール研究会に参加させていただいている。いつもは月1回の夕方開催が多く、就業時間終了後に急いで車を走らし、参加している。毎回、この研究会で城ケ端先生に『看護覚え書』『病院覚え書』『救貧覚え書』を素材としてナイチンゲールの活躍の話しを伺ってきた。また様々な立場の方と共にナイチンゲールの看護を学び、現場での活用について意見交流できることが楽しみで、終了後は「明日からまた、頑張ろう」とさえ思え、参加すると元気をもらうことができる研究会である。しかし、2020年はCOVID-19感染拡大が発生し、定例会は開催できず今回はZOOM開催となった。

　2020年日本看護協会は、「看護の日・看護週間」制定30周年・ナイチンゲール生誕200周年記念イベントとして「Nursing　Now」キャンペーンを行なっている。このような年に、感染症拡大が起こり、看護職初め医療者が注目されていることは、偶然なのか、そうでないのか、わからない。

　ナイチンゲールの『病院覚え書』には「病院が備えているべき第一の必要条件は、病院は病人に害を与えないことである」[1)] と述べられている。そして、ナイチンゲールは、健康的な病院が備えているべき必須条件は、原則的には①新鮮な空気②光線③十分な空間④病人を別々の建物ないしパビリオンに分けて収容すること[2)] とも述べている。この①新鮮な空気③十分な空間④別の建物に分けて収容などは、現在、コロナの感染拡大防止に対応すべく国が推奨している「三密（密閉・密集・密接）回避」に当てはまる。200年も前に、このような考え方を提唱していたナイチンゲールに驚嘆する。18世紀のイギリスは、産業革命という大きな変化が起こった。19世紀に入り産業革命以降の社会の衛生状態はひどく労働者の健康に大きな影響を与えた。このような社会の中で、ナイチンゲールは、『看護覚え書』『病院覚え書』『救貧覚え書』を経験から執筆していくのである。

　このコロナ禍で現在抱えている大きな問題の一つに「院内感染」がある。医療従事者は「院内感染」を防ぐために、就業中も「三密回避」に気をつけているが、患者さんとの対応に「密接」はつきものであり、特に患者さんの身体援助時に「密接状態」になる現状がある。これは、医療だけでなく、介護も同様であり、感染防止対策を実施し介助していく。介護施設には感染の専門的知識をもった看護師が不在な事が多い為クラスター発生をみると心が痛む。しかし、病院も同様であり、いつ「院内感染」が発生してもおかしくないという危機感を持って毎日仕事に従事している。感染対策ではよく言われるが、一人でも間違った対応をとると院内感染を発生させてしまうので、毎日、緊張の連続である。

　先日、当院にCOVID-19陽性の軽症患者が入院され、退院後お礼の手紙を頂く事があった。そこには「自分の軽率な行動でコロナに感染してしまい医療従事者に迷惑をかけた謝罪と、コロナに罹

患しているのに看護師は普段通りに対応してくれたことがとてもうれしかった」と書いてあった。「看護師は普段通りに対応」とあるが、患者はきっと、「自分は感染患者の為、医療者から距離を置かれる」と思っていたのだろう。しかし、感染対防止対策をとった看護師が普段通りに接したことを喜び、精神的安定をもたらすことが出来たのだと思う。この時の「距離」とはきっと、「身体的」と「精神的」の意味を含むのではないかと考える。コロナ対応期間が長期化してきており、最近は少しでも暴露予防に、出来るだけソーシャルディスタンスを取る目的で、直接対応でなく、IT等を利用しカメラ越しでの対応などもすすんできている。看護管理者として、どのように考えればよいのかわからない。ただ、感染防止対策を十分に行ない必要な看護を提供してくれているスタッフには感謝しかない。看護は「手と目（看）でみてまもる（護）」と言われることがあるが、ソーシャルディスタンスをとると「手」を当てることができない。このような環境の中、直接「手」が当てられなくても、患者の思いに寄り添うことが必要であると改めて考える。

　また、先日、次のような事もあった。当院でのコロナ患者急変シミュレーションを行なった時、急変した場合どのように対応するか？についての話しあいが行なわれた。いつもなら多くのスタッフをコードブルーで集め、どれだけ早い時間で蘇生開始するかが重要視されるが、感染患者の場合、まずは医療従事者の安全確保が最優先である。まずは「きちんと防護具を装着してから入室」という手順としていた。災害場面ではいつも「自分の安全確保が最優先」と教えられるが、感染患者である場合、「少しでも早く蘇生開始が必要」と思っている現場のスタッフにはジレンマが発生する。このように、感染対応は日常看護とは異なることが多く、スタッフや看護管理者はジレンマにさいなまれていると感じている。

　本日、日本看護協会会長の「日本看護協会会長から新型コロナ感染症に関して国民の皆さま、看護職の皆さまへのメッセージ」を目にした。そこには、「患者や利用者そしてご家族ファーストのルールは、今やコロナ感染予防ファーストに取ってかわられています。患者や利用者にとっての最善を考えながら、ケアを行ない、マネジメントを行なってきたのに、あるべき姿と現状のギャップに心が付いていけない状況ではないかと推測しています」[3]と述べられていた。まさに、現場が毎日抱えているジレンマである。そして、会長は「収益が落ちる中、職場風土にも影響し、施設全体の士気が下がっていきそうだという状況もお聞きしています。このような状況下で職員のモチベーションを維持するために、看護管理者には強いリーダーシップが求められていると感じます」[4]とも述べられていた。ナイチンゲールは、クリミア戦争時、正式にイギリス政府から自分の率いる従軍看護師団を組織する権限が与えられ、戦争には38人の従軍看護師団を率いている。戦地の陸軍には中々理解されないなかで、看護団内のトラブルを抱えつつ軍と交渉し負傷者のために物資を補給したり世話をしたり、リーダーシップを発揮していたようである。

　このように、ナイチンゲールからは学ぶことも多く、また、元気を与えられると感じる。この未曾有の環境の中、私たちは通常とは異なる看護を工夫し考え実践していく必要があると感じる。

１日も早く、このCOVID-19に対するワクチンが開発、使用され、もとの世界の状態に戻ることを祈るばかりである。

文献

1）フローレンス・ナイチンゲール　湯槇ます監修　薄井坦子ほか訳：ナイチンゲール著作集　第２巻　現代社　1974　p150

2）城ケ端初子：ナイチンゲール賛歌　サイオ出版 2015　p26

3）日本看護協会：日本看護協会　日本看護協会会長から新型コロナウイルス感染症に関して国民の皆さま 看護職の皆さまへメッセージ2020

4）前掲書３）

２．「ナイチンゲール看護研究会・滋賀」を通して思うこと

平木　聡美

　2020年は、ナイチンゲール生誕200周年という記念すべき年である。色々なところで多くのイベントが開催されお祝いムードになるだろうと思っていた。ところが、一変して、世界中が今までに経験したことのない、新型コロナウイルスと闘う日々となった。毎日、ニュースでは新型コロナウイルスの感染者数や医療体制の状況が伝えられ、そのたびに心配や不安が広がり、今まで当たり前だったことが、当たり前ではなくなった。

　そんな中、多くの看護師が、ナイチンゲールが提言した換気の重要さに気づき、感染防止に目を向け看護実践に取り組んでいることは、偶然ではなかったのかもしれない。厄介なコロナ禍ではあるが、私たちに立ち止まって考える機会を与えてくれたと考えれば、悪い影響ばかりではない。この状況をナイチンゲールはどのように見ているのだろうか。

　「ほら、私がちゃんと『看護覚え書』に記述しておいたでしょう」と言うかもしれない。私たち看護師は、学生の時、「看護とは何か」「看護するとはどのようなことなのか」など、看護の基本となるものをナイチンゲール看護理論からたくさん学んできた。私もそうである。しかし、卒業して臨床現場にでると、毎日があまりにも忙しくて看護理論を活用するということが置き去りになっていた。日々の看護実践を、看護倫理と照らしあわせて振り返ることがあまりできていなかった。

　私は、５年程前に知人を通して、ナイチンゲール看護研究会・滋賀に参加させて頂くことになった。同時に、本棚にしまったままで、背表紙が色あせたナイチンゲールの『看護覚え書』の本を再び手にとって読み返すきっかけとなった。その冒頭で、「病気とは回復過程である」とナイチンゲー

ルの独創的な提言があり、「人間」「環境」「健康」「看護」という基本概念を定義している。最も重要なことは、看護は人間を見る、人間そのものを看護するという視点である。私は看護師になって30年余りになるが、今でも「これでいいのだろうか」と苦悩する時がある。しかし、そんな時には患者の枕元に立ち戻り、患者にとって何が必要か、今何をなすべきかを考えて行動することが必要なのだと改めて思う。今こそ、原点回帰して、自分が実践している看護とナイチンゲールの看護理論を照らし合わせて、「看護であること・看護でないこと」をしっかりと見極め、「これが看護だ」と自信をもって言える看護実践を重ねていくことが大切だと考える。

　「ナイチンゲール看護研究会・滋賀」では、城ケ端初子先生がナイチンゲールの言葉の一つ一つを丁寧に読み解きながらご教授下さった。そのナイチンゲールの看護思想を、これからの看護を担う人達に継承していくことが、今、ここに集った私たちにできる事ではないだろうか。今後も皆さんと共に、看護について語り合い、実践に活かせるよう学び続けていきたい。

3．「救貧覚書を学ぶ」〜古くて新しいナイチンゲール看護理論を地域看護に〜

齋藤　京子

　1820年ナイチンゲールが誕生し、医学の発展と共に、看護の近代化が進められていった。その発展となった中世イギリス18世紀から19世紀の社会情勢を、今回『救貧覚え書』を「ナイチンゲール研究会」で現代社会に絡めて、古くて新しいナイチンゲール看護論の内実を深める事ができた。その学びから現代の地域看護について感じたことをまとめたいと思う。

1）ヴィクトリア時代の英国の社会背景

　18世紀後半から始まった産業革命、植民地紛争戦で英国は抜きん出た存在であり、19世紀のヴィクトリア朝に至って大英帝国となる。その一方で、ロンドンは工場や住宅の煙害などで昼なお暗い「霧の街」となり、イースト・エンドには貧民街が形成されていく。

　18世紀の社会構造は、上流、中流、下流階級に分けられる。3％が上流階層でそれ以外は労働者である。上流階層である領主支配のもとに労働者が従属する特殊な社会関係であった。

　労働者を見ていくと、「農奴」という言葉が出てくる。辞書で引くと、封建社会で領主に使われる、奴隷（どれい）と農民との中間的身分の農業労働者とある。領主にとって土地に付随した財産で生活資材の不可欠の源泉であった。しかし、産業革命によって物流が始まると、布の需要が高まり領主達は領地を囲い、布の原料となる羊を飼う事になる。その結果、農民は働く場所を追われ、大量

な貧民や浮浪者の群が生み出される。封建社会が解体する事によってこれまで労働者の救済を領主が請け負っていた機能も解体するという事が起こっている。社会問題として物乞いや罪を犯すものが増え、貧民問題がクローズアップされていく。

2）貧民救済の形成

　1531年救貧法が制定され、その後頻繁に改正、新規定の追加等を繰り返している。浮浪者であることを禁止し、発見すれば出身地に強制的に送還、就業を強制した。浮浪者でも労働意欲のない事が罪であり、胸にはV字の烙印をおされ、労働から逃亡すると前額か頬にS字の烙印をおされる、再犯者は死刑となる重罪であった。

　一方、老人や労働無能力者は救治院や救貧院に収容、あるいは院外救済が与えられ、貧窮児童は教区の役人によって徒弟に出された。救済を全面的に支えたのはキリスト教会の権勢であったがその後、労役場制度が形成され、労働可能貧民を労役場に収容し、就業させる事によって救済費を減少させた。

　18世紀の労役場は、全ての貧民、男女も老人も、病人も、乞食も売春婦も、無差別に収容し就労させられたが、当時は最も有効な貧民救済であると考えられていた。しかし、その目的が救済費の節減であったため、労働と生活は悲惨を極め「恐怖の館」と言われていた。

3）「どん底の人々」にみる貧民街の実態

　「どん底の人々」は、ジャック・ロンドンが1902年夏英国のイースト・エンドの貧民街に潜入して書きあげたルポタージュである。

　当時の様子は、まさにスラム街と呼ばれる場所であった。生活空間も一家族に一間の部屋であるにも関わらず、それでも広いと1．2人の下宿人を住まわせる状況。人々は酒浸りの日々で健康を害し貧民街か、救貧院で一生を終わる生活であった。結婚も無縁で、たとえ結婚し子供が出来ても子供の命は粗末に扱われ、自然に絶滅してしまう。破滅していく事が止められない環境であった。また、煤煙がひどい状態であり、大気中の硫酸をロンドンの労働者は生涯昼夜を問わず常時吸い込んでいた。

　ロンドンの公園には花などなく、忍び返しのついた鉄柵が備え付けてある。その理由は宿無しの男女が夜間に入って寝ないようにするための物である。当時の掟として「宿無しは夜に寝てはならぬ」というものがあった。寝てしまえば、宿無しと、特定され救貧院に送られてしまう。警察の夜回りを交わすためにも歩き続けるしかない。昼間のグリーン・パークの芝生の上では大勢のボロをまとった浮浪者が寝ていた。雨がまともにかかっても構わず疲労困憊で眠りこけている状況であった。

　また、ワーク・ハウスと呼ばれる施設がある。そこは、さらに衛生状態は劣悪であり、「貧民による貧民の看護」で紹介される挿絵には棺桶のようなベッドが隙間なく置かれ、そこに人が寝かさ

れ、その側を人が所狭しと、動いている様子が描かれている。

4）「救貧覚え書」の学びから

　「救貧覚え書」を学び、産業革命による社会の発展の影で、劣悪な環境の中で生きる人々を知る
事ができた。健康的な側面に目を向ける余裕すらなく、ただその日を生きる姿であった。また、病
気になっても、ベッドに横たわる病人の傍に、だらしなく椅子に座り眠りこけ、全く品位を感じる
姿ではない看護師の挿し絵を見た。その挿絵を一目見るだけで、「貧民の貧民による看護」のイメー
ジを知ることができた。

　時代の影響、社会構造のあり様で、当時の人々の健康がどの様に扱われてきたのか、歴史を振り
返り、脈々と受け継がれてきた今日の福祉問題を改めて、考える機会となった。

　現代の日本国民は最低限の生活は保障されている。また、平均寿命を考えても世界上位をキープ
し目覚ましい発展がある。しかし、格差社会、高齢化問題、核家族、単身者の増加、近所付き合い
の希薄化など、かつて古き良き日本の社会構造は、資本主義の発展に伴い、生きにくさを持つ人を
生んできたのも事実である。そのような人達の人生の最終段階における医療は、難しい判断を迫ら
れてくる。そうした中、2000年から介護保険が開始となり、その理念は、お任せ医療からの住民の
自立で、「自助」「公助」「共助」「互助」をキーワードに国は地域包括ケアシステム構想を進めてい
る。看護師は、地域の中で様々な課題を抱え生きている人達の生きにくさを、変えていける力をつ
けていかなければと考える。

　ナイチンゲールは、『救貧覚え書』のなかで、貧民の救済のためには金品を与えるのではなく、貧
民が自立できるように「読み」「書き」「計算」のような実用的な知識や生き方を教える、人々が健
康に向かう教育が必要と述べている。一夜にして社会構造が大きく変わることは無い、生きにくさ
を持つ人々が、お任せ医療ではなく、健康的に生きることを自ら考え変容できるよう支援して行く
事が肝要である。その人がその人らしく生きて行くとはどういうことか、他人事でなく、自分ごと
として住民一人一人の声に応える地域包括ケアシステム構築へ積極的に参加して行きたいと考える。

文献

１）城ケ端初子：ナイチンゲール研究会・滋賀 資料 2020

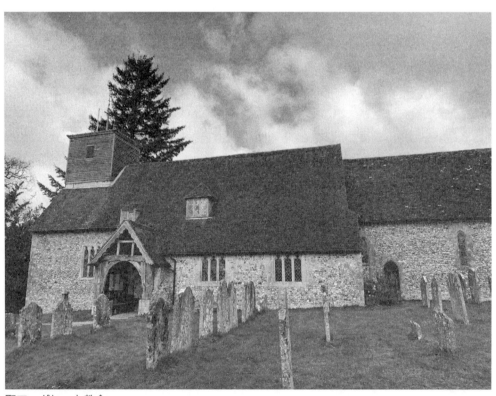

聖マーガレット教会

第5部

ア・ラ・カ・ル・ト

「ナイチンゲール看護研究会・滋賀」メンバーの活躍

1）第33回　日本看護研究学会 近畿・北陸地方会学術集会（2020年3月，滋賀）

① テーマ：高齢者と看護学生の地域内交流

　　　　　　──高齢者へのグループインタビューを通して──

発表者：川嶋元子、桶河華代、磯邊厚子、今井恵、西垣里志、森本喜代美

② テーマ：報告：がん末期の告知場面でのロールプレイングを試みて

　　　　　　──緩和ケア・グリーフケア研究会の活動報告──

発表者：大内正千恵、桶河華代、川嶋元子、磯邊厚子、岡本きみ江

　　　　中島真由美、山根加奈子、村田真由子

③ テーマ：報告：ナイチンゲール看護講演会に参加した看護職の学びと課題

　　　　　　──「ナイチンゲール看護研究会・滋賀」の歩み──

発表者：桶河華代、國松秀美、髙島留美、奥田のり美、千田昌子、吉永典子

④ テーマ：報告：『病院覚え書』にみるナイチンゲール看護と現代の看護の一考察

　　　　　　──「ナイチンゲール看護研究会・滋賀」例会参加者の議論より──

発表者：髙島留美、桶河華代、松井克奈子、後藤直樹、岸本沙希、出石万希子

2）聖泉看護学研究vol.9（2020年3月31日発行）

① テーマ：臨地実習指導者が認識した倫理的課題

執筆者：漆野裕子

② テーマ：看護実践能力育成のための看護技術項目の再検討

執筆者：桶河華代、中島真由美、間文彦

③ テーマ：『病院覚え書』を読む──「ナイチンゲール看護研究会・滋賀」の歩み──

執筆者：桶河華代、髙島留美、松井克奈子、後藤直樹、岸本沙希

　　　　國松秀美、出石万希子、吉永典子、浅居美樹、城ケ端初子

3）第24回　日本看護管理学会学術集会　オンライン開催（2020年8月，金沢）

① テーマ：急性期病院に勤務する中堅看護師のキャリア発達に関する認識と行動

発表者：田村聡美、城ケ端初子

② テーマ：看護活動に意欲的な病棟看護師が認識する組織文化に関する研究

発表者：寺澤律子、城ケ端初子

4）第30回　日本看護学教育学会　オンライン開催（2020年 9 月，岩手）

①　テーマ：新人看護師が勤続継続に繋がったと思う成長を自覚した体験

　　発表者：古川翔也、小山敦代

②　テーマ：看護専門学校専任教員の継続学修に関する認識と取り組み

　　発表者：川瀬さゆり、小山敦代

5）第10回　日本在宅看護学会学術集会　オンライン開催（2020年11月，愛知）

　　テーマ：地域包括ケアシステムにおける訪問看護認定看護師の役割に関する思考と活動

　　発表者：齋藤京子

6）院内教育に関する特別講演　オンライン開催（DVD作成）

**　　（2020年11月，近江八幡市立総合医療センター）**

　　テーマ：「看護理論と実践」──理論を実践に活かすために──

　　講演者：城ケ端初子

7）「看護の日・看護週間制定30周年」記念特別事業・シンポジウム

　　「三方よし精神で　看護の力で滋賀を元気に！」（2020年12月，滋賀県看護協会）

　　テーマ：「ナイチンゲール看護研究会・滋賀」の立場から

　　講演者：（城ケ端初子）桶河華代

8）聖泉看護学研究vol.10（2021年 3 月31日発行）

　　テーマ：職場適応困難な新人看護師に対しての看護師長の認識と行動

　　執筆者：吉永典子、城ケ端初子、小山敦代

　　テーマ：中規模病院の看護部長が中間看護管理者に期待する役割行動と支援

　　執筆者：平木聡美、城ケ端初子

執筆者一覧

編集者

　城ケ端　初子　聖泉大学大学院看護学研究科　教授　博士（医学）

執筆者一覧（五十音順）

　浅居　美樹　豊郷病院　看護師　修士（看護学）

　奥田　のり美　京都看護大学　特任講師　修士（看護学）

　桶河　華代　聖泉大学看護学部　講師　修士（看護学）

　帰山　雅宏　福井県立看護専門学校　主査　修士（看護学）

　片山　初美　近江八幡市立総合医療センター　認定看護師（糖尿病看護）
　　　　　　　聖泉大学大学院看護学研究科　5期生

　岸本　沙希　近江八幡市立総合医療センター　看護師
　　　　　　　聖泉大学大学院看護学研究科　5期生

　國松　秀美　梅花女子大学看護保健学部　講師　修士（看護学）

　小島　唯　聖泉大学看護学部　5期卒業生

　後藤　直樹　彦根中央病院　看護師
　　　　　　　聖泉大学大学院看護学研究科　5期生

　後藤　則子　聖泉大学看護学部　助教
　　　　　　　聖泉大学大学院看護学研究科　6期生

　齋藤　京子　滋賀県済生会訪問看護ステーション 認定看護師（訪問看護）修士（看護学）

　城ケ端　初子　前掲

　水主　千鶴子　修文大学看護学部 特任教授　学部長　修士（教育学）

　千田　昌子　京都看護大学　助手

　髙島　留美　聖泉大学看護学部　助手　修士（看護学）

　高野　真由美

　田村　好規　近江草津徳洲会病院　看護師長

　近野　由美　近江八幡市立総合医療センター　看護師
　　　　　　　聖泉大学大学院看護学研究科　6期生

　中川　加奈子　済生会滋賀県病院　看護師
　　　　　　　　聖泉大学大学院看護学研究科　6期生

　平木　聡美　彦根中央病院　看護部長　修士（看護学）

　松岡　美陽　小規模多機能型居宅介護事業所　心のさと 看護職員

聖泉大学大学院看護学研究科　6期生

山口　昌子　　認知症対応型通所介護　寿げむ　看護職員

聖泉大学大学院看護学研究科　6期生

吉永　典子　　近江八幡市立総合医療センター　看護副部長（教育担当）修士（看護学）

総務課　経営企画グループ参事

編集後記

　2020年は、「看護の日・看護週間」制定30周年および近代看護を築いたフローレンス・ナイチンゲールの生誕200年であります。2020年から新型コロナウイルス感染症（COVID-19）が世界中に拡散し、2021年も新型コロナウイルス感染症の終息が見込めない中、現在も各医療機関や施設では対応が続けられています。感染者が急増した時期、現場では何が起こっていたのか。そして、看護職たちは何を考え、どう判断し動いたのか。各領域で格闘する看護職たちの活躍した姿を見ない日はありません。「看護師は泉のようだ」と例えられるように、今日ほど公衆衛生と医療において看護師が重要な時代はないと思われます。

　現在のパンデミックに際して、その第一線で看護職がなしていることを知ったら、ナイチンゲールは、きっと誇らしく思ってくれるでしょう。また、「3つの密（密閉・密集・密接）」を避けること、これは、ナイチンゲールが住居でも病院でも換気の重要性を述べていることと重なり、研究会でも議論を続けてきました。研究会は6年目に入りました。その間、城ケ端教授のもと、ナイチンゲール看護思想を実践に活かすことを目標に、『看護覚え書』、『病院覚え書』に続き、『救貧覚え書』を読み解きながら看護を深めてきました。

　今年度もこれまでの看護を振り返り、これからの看護を考える機会とするため、「ナイチンゲールの『救貧覚え書』から看護と福祉の連関を見直そう！」を出版することができました。例会、講演会に参加してくださった皆様、執筆者の方々、本当にありがとうございました。当初から研究会に参加され、常に「元気が一番！！」と応援してくださった聖泉大学　小山敦代学長が2020年11月11日に逝去されました。ここに、感謝と共にご冥福をお祈りさせていただきます。

　今後とも研究会への参加、ご協力をよろしくお願いいたします。そして、それぞれの領域で、看護職として活躍することを期待しています。

「ナイチンゲール看護研究会・滋賀」事務局

桶河　華代

ナイチンゲールの『救貧覚え書』から
看護と福祉の連関を見直そう！
—「 ナイチンゲール看護研究会・滋賀」の学びと歩み —

2021年3月31日　　初版1刷　発行

編著者　　城ヶ端初子
発　行　　ナイチンゲール看護研究会・滋賀
　　　　　〒521-1123　　滋賀県彦根市肥田町720番地
　　　　　電話 0749-47-8400
発　売　　サンライズ出版
　　　　　〒522-0004　滋賀県彦根市鳥居本町655-1
　　　　　電話 0749-22-0627　FAX 0749-23-7720
印　刷　　有限会社 東呉竹堂 ひがし印刷